U0133475

请遵医嘱——
名医谈健康

主编 梁新亮 李 昊

河南科学技术出版社
·郑州·

图书在版编目（CIP）数据

请遵医嘱：名医谈健康 / 梁新亮，李昊主编. —郑州：
河南科学技术出版社，2024.3

ISBN 978-7-5725-1334-3

Ⅰ.①请…　Ⅱ.①梁…　②李…　Ⅲ.①健康－普及读物
Ⅳ.①R161-49

中国国家版本馆CIP数据核字（2024）第041173号

出版发行：河南科学技术出版社
　　　　　地址：郑州市郑东新区祥盛街27号　　邮编：450016
　　　　　电话：（0371）65788613　65788625
　　　　　网址：www.hnstp.cn
责任编辑：武丹丹
责任校对：崔春娟
装帧设计：张德琛
责任印制：徐海东
印　　刷：河南瑞之光印刷股份有限公司
经　　销：全国新华书店
开　　本：720mm×1 020mm　1/16　印张：8　字数：101千字
版　　次：2024年3月第1版　　2024年3月第1次印刷
定　　价：39.80元

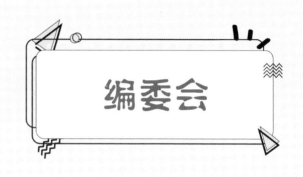

编委会

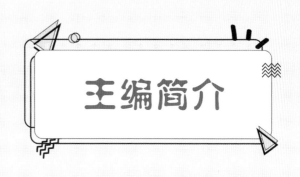

主编简介

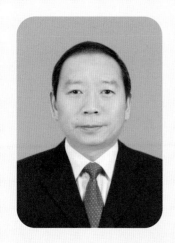

梁新亮

河南省人民医院公共事业发展部主任，主任药师、硕士生导师，河南省首席科普专家。河南省远程医疗诊治技术研发与应用工程研究中心主任。中国医院协会医疗联合体工作委员会常务委员，中国医学装备协会远程医疗与信息技术分会常务委员，中国研究型医院学会互联网医院分会常务理事。河南省医院协会医疗联合体管理分会副主任委员兼秘书长，河南省医学会远程医疗分会常务委员，河南省医院协会互联网医院分会常务委员，河南省医院协会抗菌药物合理应用管理分会常务委员，河南省药学会理事。荣获河南省科学技术进步奖二等奖 2 项、三等奖 1 项，河南省医学科技进步奖一等奖 2 项、二等奖 2 项，承担省厅级课题 9 项，主编专著 2 部，在中华系列及（北京大学中文）核心期刊发表论文 30 篇。

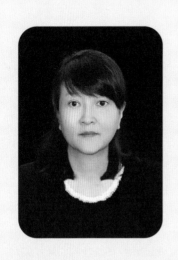

李 昊

国家心血管病中心华中分中心副主任、阜外华中心血管病医院副院长，二级教授、主任医师、硕士生导师，河南省首席科普专家。河南省心血管病新技术评估与转化工程技术研究中心主任。中华医学会健康管理学分会委员，河南省医师协会健康管理学医师分会会长，河南省健康管理学会常务副理事长，河南省医学会健康管理学分会副主任委员，河南省医学会整形外科学分会候任主任委员。《中华健康管理学杂志》编委，《中华实用诊断与治疗杂志》编委，《健康体检与管理》杂志编委。

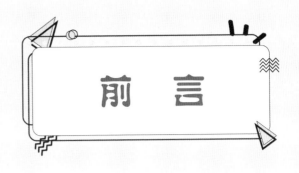

没有全民健康，就没有全民小康。民众对美好生活的追求，对幸福生活的体验，越来越需要高水平医疗服务的护佑，越来越需要高水平健康素养的滋养。在《健康中国行动（2019—2030年）》中，健康知识普及行动列在第一位。广泛深入开展健康科普、推进健康教育，全面提升民众的健康素养水平，越来越重要。

一方面，是民众渴望高水平的健康科普知识，是各类平台、各个渠道、各类人员投入健康科普创作的热情；另一方面，我们也要看到，由于医学专业知识的门槛较高，新媒体传播环境又面临复杂、多元的形势，当前的健康科普知识传播，还存在着科学精神不够、传播理念呆板、传播内容趋同、虚假信息泛滥等问题，严重影响着民众对健康生活方式的正确领悟。河南省人民医院作为一所百年老院，始终坚持人民医院为人民的服务宗旨，弘扬责任担当，汇聚一批批专家团队的智慧和心血，积极投身健康科普的创作、传播，从选题、形式等方面反复修改，推出了一个个内容权威、特色鲜明的全媒体健康科普作品，荟萃各学科健康科学的智慧，汇编成本书。

本书囊括了各个年龄阶段常见的健康问题、疾病防治知识，以及可通过早期干预进行预防的重大疾病等。每篇文章讲述一个疾病或健康问题，内容通俗易懂、贴近生活。文章中的手绘插图均由河南省人民医院科普手绘组的医务人员原创绘制，可以让读者阅读过程更加轻松。为了全面提升读者的阅读体验，创作团队还为每篇科普文章精心制作了科普音频，通过扫描文后二维码即可听到。

本书编写团队始终以高度的责任心和创作热情进行编撰创作，力求将准确、权威的健康知识及科学的健康理念传递给大众，力求用脍炙人口的传播方式为大众健康素养的全面提升助力。

健康是人类不懈的追求和永恒的话题，医学科普有助于大众打开视野、启迪思维，加强科学健康管理，做好自己健康的第一责任人，发挥预防在疾病防治中的重要作用，牢牢守住健康的第一道防线。让我们携起手来，为提高全民健康水平、推进健康中国建设努力奋斗！

本书编委会

2023 年 5 月

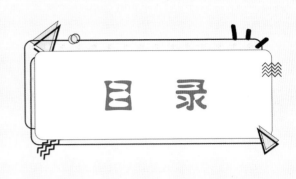

目 录

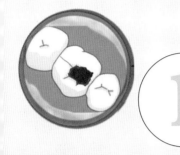

1 1. 孕前为什么要做口腔检查

2. 乙肝准妈妈能生下健康宝宝吗 **4**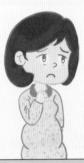

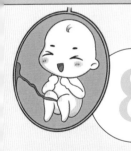**8** 3. 唐氏筛查、无创产前 DNA 检测、羊水穿刺，孕期检查怎么选

4. 反复胎停，可能是抗磷脂综合征在作怪 **13**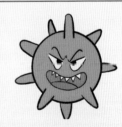

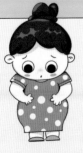**15** 5. 让"甜蜜"不再成为孕期负担

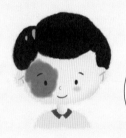

18 6. 长了胎记怎么办

7. 儿童眼外伤 **21**

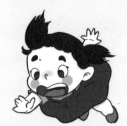

27 8. 藏在眼睛里的"存款"
　　——远视储备

9. 斜弱视不可怕，
　 父母陪伴战胜它 **32**

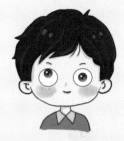

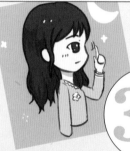

35 10. 近视上涨"刹车片"
　　——角膜塑形镜（OK 镜）

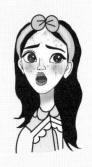

11. 痤疮就是青春痘，年龄大点就好了吗　38

12. 学会"乳腺自检"很重要　41

13. 黑色素痣会恶变吗　45

14. 关注"头"等大事，警惕"秃"然来袭　49

15. 保护脊柱健康，从正确坐姿开始　52

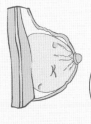
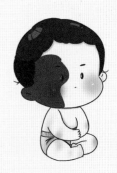
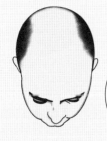
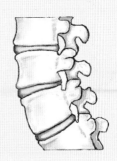

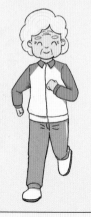

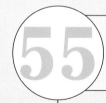

55 16. 揭开补钙谜团

17. 癌症患者能吃"发物"吗？
需要忌口吗 **60**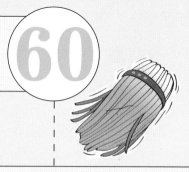

63 18. 打呼噜是病吗

19. 人体有个"万能穴"
——合谷穴 **67**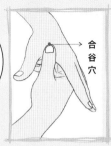

70 20. 认识大肠癌，
让大肠癌可防可治

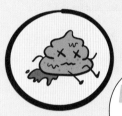

21. 全身麻醉那些事儿 **74**

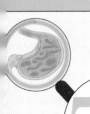

77 22. 从"幽"心忡忡到无"幽"无虑
——幽门螺杆菌感染的防治

23. 减肥路上的"拦路虎"
——胰岛素抵抗 **80**

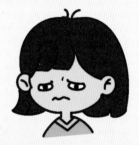

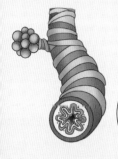

84 24. 哮喘病如何进行日常防治
和管理

25. 嗓子哑了,小事还是
要命?一个信号告诉你 **89**

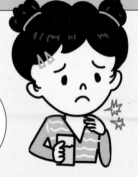

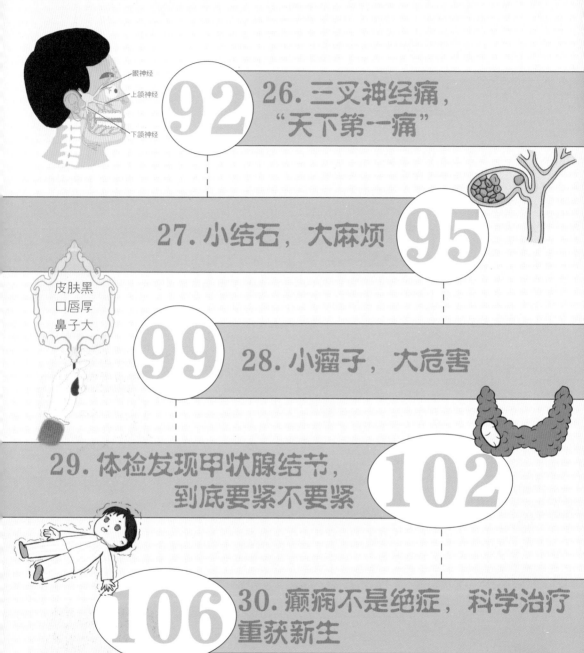

眼神经
上颌神经
下颌神经

92 26. 三叉神经痛，"天下第一痛"

27. 小结石，大麻烦 **95**

皮肤黑
口唇厚
鼻子大

99 28. 小瘤子，大危害

29. 体检发现甲状腺结节，到底要紧不要紧 **102**

106 30. 癫痫不是绝症，科学治疗重获新生

参考文献 **110**

1 孕前为什么要做口腔检查

在怀孕期间，女性体内雌激素分泌有所增加，全身及局部免疫力、抗感染能力降低，对病原菌的抵抗力下降，容易导致炎症的发生、发展。由于口腔治疗的一些特殊性，容易对孕妇及胎儿产生影响，孕妇一旦在孕期出现口腔问题，许多治疗措施受到限制，治疗效果就会大打折扣。所以备孕期间口腔健康检查非常重要。

那么备孕期间需要进行哪些口腔检查呢？

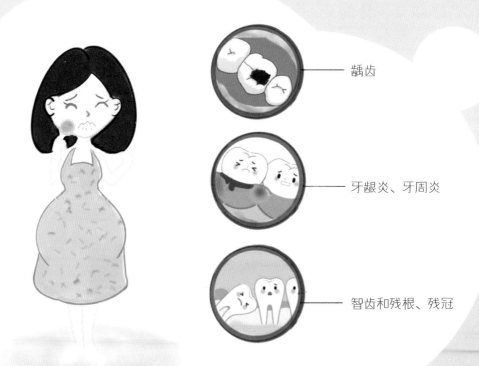

龋齿

牙龈炎、牙周炎

智齿和残根、残冠

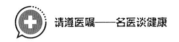
龋齿

孕期由于生理和饮食习惯的改变，以及对口腔护理的疏忽，常常会加重牙齿病情的发展。龋齿这类疾病早期进展缓慢，无明显症状，容易被人们忽视，如果不及时治疗，会引起牙髓炎、根尖周炎的发生、发展。通过孕前的口腔体检，能够做到早发现、早治疗，消除孕期潜在威胁。

一旦龋齿发展到急性牙髓炎或急性根尖周炎，不但会给孕妇带来难以忍受的痛苦，而且服药不慎也会给胎儿造成不利影响。所以，怀孕之前治疗龋齿这类疾病，无论对自己还是对小宝宝，都是有好处的。

牙龈炎、牙周炎

女性怀孕后，体内雌激素总量增加，易导致牙龈血管增生，血管通透性增高，口腔内牙菌斑和牙结石更容易堆积，从而易诱发牙龈炎，出现牙龈肿胀、出血等症状，称作"妊娠期牙龈炎"。如果不及时治疗，很可能会发展为牙周炎。个别还会增生至肿瘤状，称"妊娠期牙龈瘤"。严重时还会影响进食，容易导致孕妇生出早产儿及低体重儿。

所以孕前应去口腔科检查牙周情况，学会正确的刷牙、使用牙线和间隙刷的方法，为安全健康度过孕期提供良好的保障。

智齿和残根、残冠

备孕前需要评估口腔内智齿的位置，以及是否有残留的牙根、牙冠，让专业的口腔医生判断是否需要拔除。

- 如果智齿没有倾斜，位置接近正常牙，维护好口腔卫生就可以。

- 如果智齿生长位置不正，难以正常萌出，同时容易积留食物残渣，形成菌斑覆盖在牙面，易引起急性冠周炎，发生剧烈疼痛和严重感染，甚至导致张口困难，影响进食和睡眠。为避免这种情况出现，孕前可将高危的阻生智齿拔除，以绝后患。

- 如果口腔中还有残留的牙根，以及无法治疗的牙冠，会容易引起牙齿炎症的发生，有时也会刺激唇颊黏膜和舌体，引起黏膜疾病和创伤性溃疡的发生，同样需要及时拔除。

备孕期间未做检查，牙疼了，什么时间段进行治疗为好？

在孕期的前 3 个月和最后 3 个月，是孕妇牙科治疗的"相对危险期"。这段时间，准妈妈要尽量避免复杂和长时间的口腔治疗，必要时可做紧急处理，但是仍以缓解症状和控制疾病进展为主。如果在这特殊时期中遇到了严重的口腔问题，无论对于医生还是准妈妈来说都非常棘手，可能需要准妈妈和宝宝在治疗过程中承担相当大的风险。

孕 4 ~ 6 个月胚胎相对稳定期间，一般认为可以进行简单的牙科治疗。在发生牙科急症时，主要以缓解症状和控制疾病进展为主，完善和彻底的牙科治疗则需要根据孕妇状态选择合适的治疗时机。

所以准妈妈在备孕期间要尽可能将口腔疾病的隐患提前解除。

扫码听音频

2 乙肝准妈妈能生下健康宝宝吗

　　无数的准爸爸准妈妈因为携带乙肝病毒（HBV），曾经或者正在痛苦和迷茫中徘徊，担心孩子会被自己传染。

　　那么，乙肝准妈妈能生下健康宝宝吗？

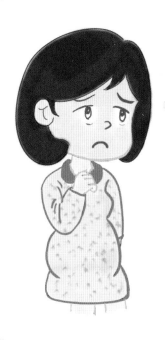

会传染给
我的宝宝吗？

　　答案是肯定的！

　　乙肝准妈妈只要在医生的指导下，做到规范的母婴阻断，一样可以生出健康的宝宝。

乙肝病毒的传播途径有三条：母婴传播、血液传播和性传播。

母婴传播是我国乙肝病毒的最主要传播途径，它主要发生在围产期，大多因为分娩时胎儿接触了乙肝病毒阳性母亲的血液或体液后导致感染。因此，阻断乙肝病毒母婴传播是消除乙肝的关键。

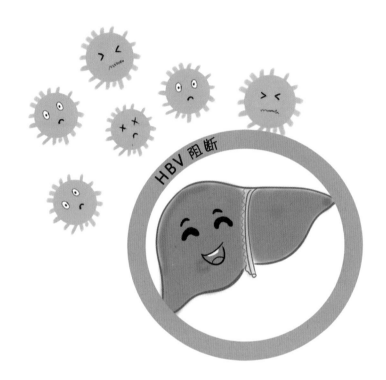

"备孕的女性应该注意些什么呢？"

对于感染了乙肝病毒的备孕女性，建议在备孕前半年到一年进行乙肝五项、肝功能、乙肝病毒 DNA（HBV DNA）和肝脏彩超的检查。拿到结果后需要找感染科医生进行详细的咨询。

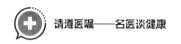

如果肝功能和肝脏彩超都正常 无论乙肝病毒是否阳性，都可以正常备孕

如果转氨酶升高，HBV DNA 阳性，且排除其他原因（脂肪肝、药物、劳累等）导致的转氨酶升高 建议进行抗病毒治疗至肝功能正常后，再计划怀孕

已经怀孕的乙肝准妈妈需要注意什么？

第一点：孕期监测肝功能和 HBV DNA 的变化情况。

第二点：是很关键的一点。在怀孕 12 ~ 24 周检测 HBV DNA 水平，根据 HBV DNA 水平，决定是否需要进行抗病毒治疗以阻断乙肝病毒母婴传播。

若孕妇 HBV DNA $\geq 2 \times 10^5$ IU/mL	可于妊娠 28 周给予替诺福韦进行抗病毒治疗。若孕妇存在骨质疏松、肾损伤等风险，可选用富马酸丙酚替诺福韦（TAF）或替比夫定
若孕妇 HBV DNA $< 2 \times 10^5$ IU/mL	发生 HBV 母婴传播的风险低，在肝功能正常的情况下，可不进行抗病毒治疗

第三点：尤其关键。就是在新生儿出生后的 12 小时内给予接种乙肝疫苗＋乙肝免疫球蛋白进行联合免疫；之后在宝宝 1 月龄和 6 月龄时分别给予接种第 2 和第 3 针乙肝疫苗。

乙肝妈妈如何选择分娩方式？

分娩方式与乙肝的母婴传播没有确切关系，所以选择顺产还是剖宫产，需要由产科医生进行评估，结合孕妇的整体情况来决定分娩方式。

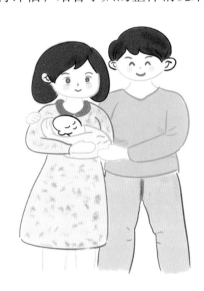

乙肝妈妈只要按照以上几个时间点进行正确的处理，也是可以生出健康宝宝的。

扫码听音频

3 唐氏筛查、无创产前 DNA 检测、羊水穿刺，孕期检查怎么选

怀孕生子对任何家庭来说都是一件大事，越来越多的家庭意识到孕期检查的重要性。孕期检查可以评估胎儿的生长发育及健康状况，例如胎儿是否有结构畸形、遗传综合征及宫内生长受限等。

在众多检查中，最让各位孕妈妈迷惑的就是唐氏筛查、无创产前 DNA 检测及羊水穿刺，这些检查到底有什么区别？该如何选择呢？

什么是唐氏筛查？

唐氏筛查是通过检测孕妇血清中的生化指标，结合体重、孕周等信息，评估胎儿患有唐氏综合征等染色体疾病的风险。

唐氏筛查主要针对三种染色体疾病，其中大家最熟悉的就是唐氏综合征。唐氏综合征（Down syndrome）又叫 21- 三体综合征，通俗地说就是比正常人多了一条 21 号染色体。别看就多了一条染色体，惹的麻烦可大了。患唐氏综合征的宝宝一般会有严重的智力障碍，有时也会有先天性心脏病等缺陷。目前还没有有效的治疗手段，对付它的最好办法就是在孕期尽早确诊，并终止妊娠。

现在的唐氏筛查技术，除了能筛查出 21- 三体综合征，还能查出 18- 三体综合征、13- 三体综合征等其他染色体疾病。

什么是无创产前 DNA 检测（NIPT）？

与传统的唐氏筛查不同，无创产前 DNA 检测通过采集孕妇外周血，运用新一代基因测序技术和生物信息分析技术，可以准确评估胎儿患 21-三体综合征、18-三体综合征、13-三体综合征的风险，检出率分别高达 99%、98%、92.1%。大家可以把无创产前 DNA 检测理解为准确率更高的唐氏筛查。

这种方法可以很好地弥补唐氏筛查的准确性低、假阳性率高等缺点。既可以应用于一般低风险人群的常规筛查，也可以用于唐氏筛查临界风险的人群，以及错过唐氏筛查时间无法进行唐氏筛查的低风险人群。

需要注意的是：无创产前 DNA 检测虽然有很高的准确性，但是它也只是"筛查"并非"诊断"，不能取代羊水穿刺。无创产前 DNA 检测异常的患者，还是要进行羊水穿刺来确诊胎儿是否罹患染色体疾病。无创产前 DNA 检测目标疾病种类有限，对一些影响胎儿智力及发育的遗传疾病，例如染色体微重复、微缺失综合征或者单基因病变，可能无法检出。

什么是羊水穿刺？

羊水穿刺，是在超声引导下避开胎儿，进入胎儿羊膜腔抽取羊水进行遗传学检查的方法。通过羊水穿刺可以直接获取胎儿自身样本，比抽取母亲血液（唐氏筛查或无创产前 DNA 检测）评估胎儿情况的方法更加准确、可靠。

这种检查不再是风险评估，而是实实在在的确诊手段，是诊断胎儿染色体及基因异常的"金标准"。在有经验的产前诊断中心，该方法的成功率非常高，流产风险往往低于 1/1 000。

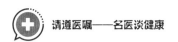
胎儿无创产前 DNA 检测示意图

抽取孕妇少量静脉血

胎盘滋养层细胞中的胎儿游离 DNA 穿过胎盘屏障进入母亲血液

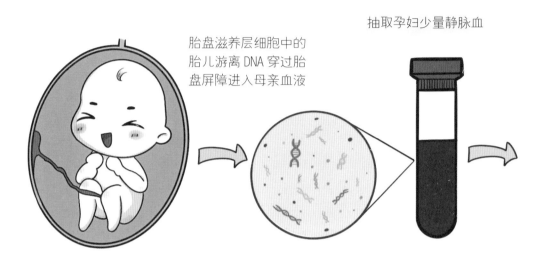

提取血浆游离 DNA

高通量测序

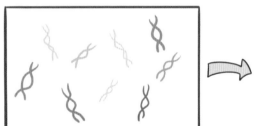

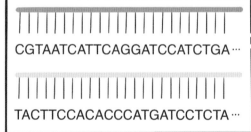

CGTAATCATTCAGGATCCATCTGA···

TACTTCCACACCCATGATCCTCTA···

生物信息分析

	1	2	3	4	5	6	7	8	9	10	11	12	13	14	15	16	17	18	19	20	21	22	X	Y
正常对照	∷	∷	∷	∷	∷	∷	∷	∷	∷	∷	∷	∷	∷	∷	∷	∷	∷	∷	∷	∷	∷	∷	∷	∷
唐氏综合征（21-三体综合征）	∷	∷	∷	∷	∷	∷	∷	∷	∷	∷	∷	∷	∷	∷	∷	∷	∷	∷	∷	∷	⋮	∷	∷	∷

这三种检查该如何选择？

（1）唐氏筛查

由于唐氏筛查价格便宜，简便快速，常用于低风险人群的常规筛查。

低风险人群主要包括：

- 预产期年龄小于 35 岁
- 既往无不良孕产史、无遗传病家族史，也没有生育过缺陷患儿的普通人群

（2）无创产前 DNA 检测

无创产前 DNA 检测筛查的疾病与唐氏筛查类似，但准确率更高。

- 可作为低风险人群的常规筛查
- 适用于唐氏筛查临界风险及错过普通唐氏筛查时间的孕妇

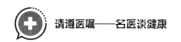

（3）羊水穿刺

羊水穿刺主要用于高危人群，并非所有的准妈妈都需要进行。

高危人群主要包括：

- 唐氏筛查高风险
- 无创产前 DNA 检测高风险
- 预产期年龄 ≥ 35 岁
- 胎儿超声异常
- 父母及家族中有遗传性疾病病史
- 既往有不良孕产史
- 孕早期有致畸物质接触史

扫码听音频

4 反复胎停，可能是抗磷脂综合征在作怪

> ## 什么是抗磷脂综合征？

抗磷脂综合征是以反复动静脉血栓形成、习惯性流产、血小板减少以及抗磷脂抗体持续中高滴度阳性为主要特征的非炎性自身免疫性疾病，多见于育龄期女性。

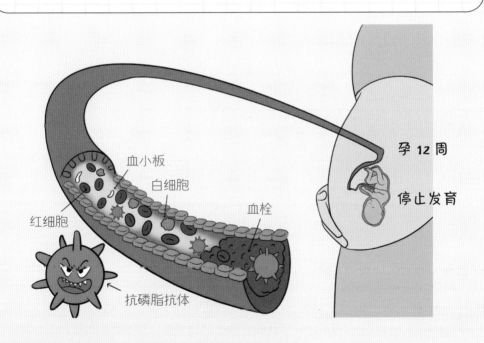

血小板

白细胞

红细胞

血栓

抗磷脂抗体

孕 12 周

停止发育

> ## 抗磷脂综合征的临床表现是什么？

抗磷脂综合征的典型临床表现主要分为病态妊娠和血栓形成两个方面，部分患者还可出现皮肤损伤和心脏损害等表现。

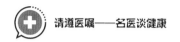

（1）病态妊娠

以自发性流产和死胎最常见。反复流产和宫内死胎是抗磷脂综合征的主要特征之一，可以发生在妊娠的任何阶段。

（2）血栓形成

本病血管内血栓形成可发生于所有大中小动脉和静脉。血栓可反复发生，既可以单一发生，也可以泛发。

" 抗磷脂综合征的病因 "

抗磷脂综合征的病因复杂，可能与遗传、感染等因素有关，也可能继发于其他弥漫性结缔组织疾病。

抗磷脂抗体的产生和存在是本病发生发展的主要基础。

" 抗磷脂综合征的实验室指征 "

经典的抗磷脂抗体主要包括抗心磷脂抗体（ACA）、抗 β_2 糖蛋白抗体、狼疮抗凝物（LA）。

抗心磷脂抗体	对诊断抗磷脂综合征的敏感性较高
抗 β_2 糖蛋白抗体	与血栓相关性强，是临床更可靠的实验室诊断依据
狼疮抗凝物	对本病的诊断具有较高的特异性，与本病的风险性密切相关

扫码听音频

反复流产、宫内死胎及试管婴儿反复种植失败等不良妊娠的女性，应尽早行免疫相关的全面检查，查到病因，在医生的指导下有针对性地治疗后备孕，预防不良妊娠的再次发生，早日实现妈妈梦。

5 让"甜蜜"不再成为孕期负担

妊娠糖尿病是指妊娠期间出现的糖代谢指标异常。分为两种：

一种是在孕前糖尿病的基础上合并妊娠，称为糖尿病合并妊娠；

另一种为妊娠前糖代谢正常，妊娠期出现的糖尿病，称为妊娠期糖尿病。

其中90%以上为妊娠期糖尿病。妊娠合并糖尿病对母体与胎儿均有较大危害，需引起孕妈妈的重视。

妊娠期糖尿病的诊断标准

多数妊娠期糖尿病患者没有明显症状，在孕24～28周，通过口服葡萄糖耐量试验（OGTT）进行筛查。

检查时，5分钟内口服含75g葡萄糖液体300mL，分别抽取服糖前及服糖后1小时、2小时的静脉血，血糖正常值分别低于5.1mmol/L、10.0mmol/L、8.5mmol/L。任何1项高于正常值，就可以诊断为妊娠期糖尿病。

哪些孕妇是妊娠期糖尿病的高危人群？

1	孕妇年龄≥35岁、妊娠前超重或肥胖等
2	有糖尿病家族史
3	有不明原因的死胎、死产、流产史及巨大胎儿分娩史、胎儿畸形和羊水过多史、妊娠糖尿病史
4	妊娠期发现胎儿大于孕周、羊水过多

妊娠期糖尿病对母亲和胎儿有什么危害？

妊娠期糖尿病可增加孕妇流产率，妊娠期高血压疾病、羊水过多发生率，孕期感染率，胎儿畸形发生率，巨大儿或者低体重儿发生率，胎儿宫内缺氧、新生儿窒息、低血糖及呼吸窘迫综合征发生率。

如果血糖控制不好，母体难产、产道损伤、手术产概率及产后出血概率增加。妊娠期糖尿病孕妇再次妊娠时容易复发，远期患糖尿病的概率增加。

① 对妈妈的影响

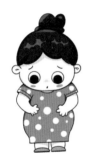 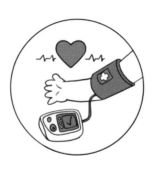 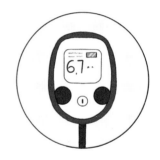

孕期妈妈有糖尿病，容易导致母体难产、产道损伤，增加流产率、孕期感染率、手术产概率、产后出血概率等

妊娠期高血压的风险增大

妊娠期糖尿病孕妇再次妊娠时容易复发，远期患糖尿病的概率增加

② 对宝宝的影响

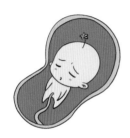 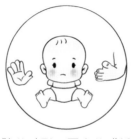 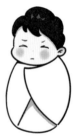

羊水过多、胎儿宫内缺氧发生率增加

胎儿畸形、巨大儿或低体重儿发生率增加

新生儿窒息、低血糖及呼吸窘迫综合征发生率增加

妊娠期糖尿病如何进行饮食管理？

"糖妈妈"营养需求与正常孕妇相同，但需要更加注意热量的摄取、营养物质的分配比例及餐次的分配。此外，应避免甜食及高油食物的摄取，增加优质蛋白及膳食纤维的摄入。提供母体自身代谢及胎儿生长发育所需要的足够的热量及营养物质，使母体及胎儿适当地增加体重，血糖控制达标，避免酮症酸中毒、饥饿性酮症的发生，减少早产、流产与难产等的发生。

妊娠期糖尿病如何运动？

孕期进行运动，不仅可降低血糖，也有益于宝宝的健康发育。建议"糖妈妈"以温和运动为主，如慢走、游泳、瑜伽、孕妇健身操等，每天运动半小时至 1 小时，可分次进行，每次 15 ~ 20 分钟，以轻微出汗为简单判断达标依据。

妊娠期糖尿病需要治疗吗？

- 85% 的妊娠期糖尿病通过饮食加运动可以得到控制。
- 但是通过严格饮食管理及运动后，空腹血糖仍然超过 5.1mmol/L，餐后 2 小时血糖超过 6.7mmol/L，需要在医生的指导下使用胰岛素降糖。

妊娠期糖尿病对母儿危害极大，所以"糖妈妈"妊娠期血糖管理不容小觑，建议在医生的指导下科学饮食及进行运动，必要时加用药物进行降糖。

希望每个"糖妈妈"都能安全度过特殊时期！

扫码听音频

6 长了胎记怎么办

孩子脸上常见的胎记一般分为两种颜色。

一种是青胎记，是医学上说的太田痣。《水浒传》里的"青面兽"杨志就是因此得名。

太田痣是一种沿三叉神经分布的色素增加性疾病，表现为蓝灰色或灰褐色不规则的斑片，有时会累及同侧的巩膜，也就是眼睛里也会有灰蓝色的斑片。

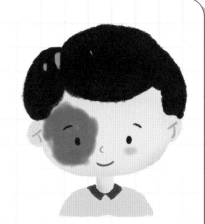

青胎记

另外一种就是红胎记，是医学上说的鲜红斑痣，又称毛细血管扩张痣、葡萄酒样痣。

鲜红斑痣是由于先天性的毛细血管畸形而使皮肤上出现形状不规则的红斑，表面光滑，不高出皮肤，压之褪色或稍褪色，面积大小不等，大多发生在颜面和颈胸部，也可见于躯干、四肢部位。

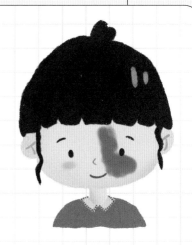

红胎记

胎记什么时候治疗合适?

对于胎记的治疗,建议越早越好。

- 首先,孩子小,新陈代谢快,恢复也比较快。
- 其次,胎记随着年龄的增加会增大或颜色加深,不管是治疗费用还是治疗次数都会随之增加。
- 再次,胎记所造成的心理影响,是无法逆转的。在婴幼儿时期治疗好,能把胎记对孩子的心理影响降低到最小。

金镏子可以治疗胎记吗?

民间传说金镏子擦拭可以治疗胎记,这显然是不科学的,也是无效的。除此之外,一些宣称包治根治的虚假宣传也是不可信的。

目前胎记多采用激光治疗,需要到专业正规的医疗机构就诊。除了激光以外,比较特殊的是,鲜红斑痣还可以采用光动力治疗,主要针对一些激光治疗抵抗无效的或者成人增厚的鲜红斑痣。

激光治疗胎记需要几次? 效果怎么样?

无论是太田痣还是鲜红斑痣,都是需要多次治疗的。

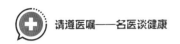

太田痣	• 激光治疗预后较好 • 常规治疗一般需 5 ~ 7 次，因个人体质不同，次数也有所区别 • 90% 以上的人可以完全治愈
鲜红斑痣	• 一般治疗次数较多，常规治疗至少需 5 ~ 10 次 • 部分患者能彻底治愈，少部分患者仅仅颜色淡化而无法彻底治愈

激光治疗疼不疼？会留疤吗？

激光治疗会有轻微的疼痛，治疗前可以外敷麻药来缓解疼痛。

去除青胎记，如太田痣、咖啡斑等 使用短脉冲激光治疗（调 Q/皮秒）

去除红胎记，如鲜红斑痣、血管瘤等 使用脉冲染料激光或联合长脉宽 1 064nm 激光治疗

这些治疗一般是不会留疤的，它的治疗原理是选择性地破坏血管和色素，对正常皮肤损伤很小，所以治疗后按医嘱护理不会留疤。

扫码听音频

7 儿童眼外伤

儿童是祖国的花朵，是父母的心头肉。儿童的安全、健康问题直接关系到一个家庭的幸福、一个孩子的未来。儿童眼外伤是儿童单眼致盲的首要原因，所以眼科医生在临床工作中最不愿意看到的就是儿童眼外伤。

眼睛对于每个人来说意义非常大，不仅仅是因为80%～90%的信息是通过我们的视觉获得的，眼睛还影响到我们的美观。对于儿童来说，人生才刚刚起步，如果在很小的时候就失去视力甚至眼睛，对于以后的生活会影响特别大。

在农村，大家对于留守儿童、留守老人这些词应该很熟悉。年轻力壮的父母外出打工，把孩子留给老人带。在城市，二胎放开后好多父母需要上班，没有人帮看孩子，只好请老人帮忙看孩子。因为老年人精力、体力等有限，在带孩子方面确实有一定的风险。我们在临床工作中也确实发现，大部分受伤的孩子都是由老人照顾的。

"如何预防儿童眼外伤？"

其实很多眼外伤本来是可以预防的。

（1）尽量避免幼儿摔倒

对于蹒跚学步的幼儿，要尽量避免他们绊倒、摔倒，应该让幼儿时刻在我们的视线之内，幼儿的活动范围内避免尖锐、有棱角的东西出现。

我们曾经诊治过一个1岁多的龙凤胎中的男孩。龙凤胎中的小女孩由妈妈照顾，这个小男孩由爷爷奶奶照顾。小男孩因为摔倒，一只眼睛磕到了家具的合页上（估计合页是坏的，不然不会突出来）。这个小男孩受伤一天后才到医院就诊，虽然我们给他尽力治疗，但是小男孩最后感染为眼内炎，眼睛没保住，很是可惜。

病例

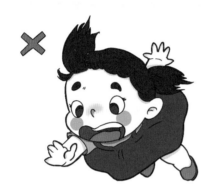

避免幼儿绊倒、摔倒

（2）避免尖锐物品扎到眼睛

不要让儿童拿着筷子、铅笔、螺丝刀、小木棍等尖锐的东西奔跑，如果摔倒，这些东西很容易扎到眼睛。

病例

我们曾经接诊过多例筷子扎到儿童眼睛的病例，其中有三例是由于筷子扎到颅内而导致颅内感染。

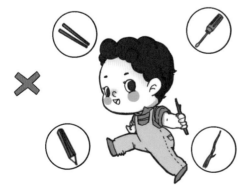

不要让儿童拿着筷子、铅笔、螺丝刀、小木棍等尖锐的东西奔跑

（3）避免锋利物品扎伤眼睛

把剪刀、小刀、针、注射器等锋利的东西放在儿童够不到的地方。如果大龄儿童需要使用剪刀、小刀等，要教他们如何使用，使用时注意保护眼睛。

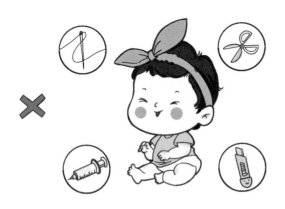

把剪刀、小刀、针、注射器等锋利的东西放在儿童够不到的地方

（4）避免烟花爆竹伤

烟花爆竹伤在儿童中比较常见，主要是因为儿童的安全意识及反应能力尚欠缺。所以不要让儿童单独玩烟花爆竹，如果要玩，应戴上防护眼镜。

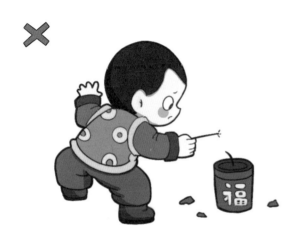

不要让儿童单独玩烟花爆竹

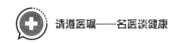

（5）避免玩具枪击伤眼睛

尽量不给儿童玩能射出子弹的玩具枪。如果孩子要玩，要告诉他们不能把枪口对着他人，更不能对着自己的脸部，还有就是要戴上防护眼镜。

病例 玩具水弹枪射出的水弹有一定的冲击力，也是会伤人的。我们曾经一个上午接连接诊两个被水弹枪击伤眼睛的患儿。

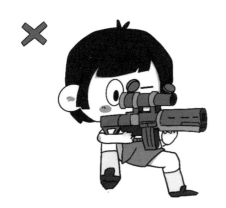

尽量不给儿童玩能射出子弹的玩具枪。如果孩子要玩,要告诉他们不能把枪口对着他人,更不能对着自己的脸部

（6）注意激光、日光、紫外线灯对儿童眼睛的伤害

● 激光：儿童玩具激光笔虽然功率不是很大，但是对眼睛可能会造成不同程度的伤害。

病例

　　曾经有一对夫妇领着 6 岁的女儿到我们门诊，说是女儿拿着父亲工作用的激光笔看了大概 6 秒钟，因为孩子看着笔的同时还自己数着数。经检查之后发现孩子视力非常差，眼底最关键的部位也就是黄斑受到严重灼伤。

- 日光：平常，相信很多孩子都不可能一直盯着太阳看，但是在日食的时候，真的会有很多孩子一直地盯着看。最终的结果可能会导致黄斑灼伤，视力不同程度下降。
- 紫外线灯：有的家中有紫外线灯，因为紫外线灯的灯光是蓝紫色，乍一看上去还挺好看的，有的孩子就一直对着看。虽然紫外线是短波长光，损伤比较表浅，但是会导致眼痛、畏光、流泪等不适。

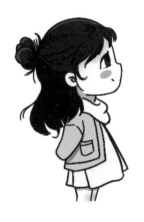

注意激光、日光、紫外线灯对儿童眼晴的伤害

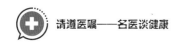
（7）避免文具碰伤眼睛

还有一种常见的儿童眼外伤就是文具伤，比如铅笔、钢笔、尺子、书本等碰伤。因此我们需要教孩子在学校不要拿着文具和同学嬉闹。

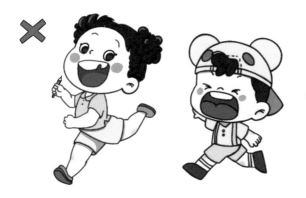

需要教孩子在学校不要拿着文具和同学嬉闹

遇到儿童眼外伤，该如何处理？

如果遇到儿童眼外伤，在到正规医院接受诊治之前，该如何处理？

- 如果孩子眼睛伤得比较重，可能需要住院手术治疗，伤后不要让孩子进食及饮水，以防万一需要手术时因为禁食水时间不够而耽误手术治疗。

- 如果孩子眼睛有伤口，不要用水冲洗，除非眼睛同时进入大量化学物品，比如任何的酸性或碱性物质。不要让孩子揉眼或用力压眼睛。如果有眼内容物脱出，可以找干净的毛巾或者医用敷料遮盖伤眼，然后用中空的东西盖到眼睛上以做防护。

- 如果眼睛扎入东西，不要自行拔出，要尽快就近到正规医院就诊，让医生来处理。

扫码听音频

8 藏在眼睛里的"存款" ——远视储备

可能 99% 的人都不知道，每个人从出生开始，就有一笔"存款"，供我们 18 岁前使用。这笔"存款"就储藏在我们的眼睛里，它有一个冷门的名字——远视储备。

对于儿童来说，远视储备相当于"视力的存款"，十分珍贵，随着孩子长大，远视储备被逐渐消耗，最好的结果是在 18 岁时刚好用完或者略有结余。可惜，由于用眼环境的改变，现在太多的孩子小小年纪就把远视储备消耗殆尽而早早地患上了近视。

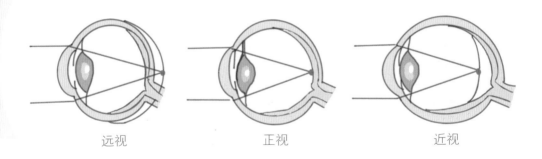

远视　　　　　　　　正视　　　　　　　　近视

什么是远视储备？

我们刚出生的时候，由于眼睛前后径（眼轴）比较短，在 16mm 左右，这时候的眼睛是相当于 300 度左右（每个人会有一些不同）的远视眼，这个远视度数就是儿童的远视储备，远视储备无法通过后天获得。随着年龄的增长，孩子的眼轴逐渐变长，远视度数逐渐降低，正常情况下在 18 岁左右降到 0 度，变成正视眼。

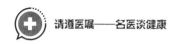

如何检查远视储备？

检查远视储备，一定要在睫状肌麻痹的状态下进行验光，也就是我们常说的散瞳验光。

我们可以根据各年龄段远视储备参考值，评估孩子的近视风险。如果一个孩子在 6 岁的时候只有 25 度远视储备，这个孩子可能很快就会近视了；如果有 150 度远视，那么他目前的储备值是正常的。

其次要关注远视储备消耗的速度。如果一个 8 岁的孩子有 150 度远视，但是 1 年后，远视度数为 75 度，说明这个孩子远视储备消耗太快，可能很快就近视了。

远视储备的消耗主要是由于眼轴增长引起的，所以测量眼轴长度也可以起到评估的作用。如果孩子视力正常，不想进行散瞳验光，家长又想监测孩子的近视风险，定期测量眼轴长度是最好的方法。

年龄阶段	远视储备值参考
3~5 岁	175~200 度
6~8 岁	125~150 度
9~12 岁	75~100 度
13~18 岁	0~50 度

注：每个人的远视储备存在个体差异性，该数值供参考。

哪些原因导致我们的远视储备消耗过快？

既然每个人 18 岁以前都有这笔"视力存款"，为什么有些孩子后来近视了呢？视力存款是怎么从"富余"变成"负债"的呢？

除了遗传因素之外,远视储备的过度消耗主要和近距离用眼时间过长、户外活动时间过短、坐姿不端正、光线不充足、熬夜等因素有关,这些因素导致眼轴的生长加速,远视储备的消耗加快。当远视储备消耗殆尽或者透支的时候,孩子就变成近视眼了。所以保护好远视储备,不要透支"视力存款",对于预防近视十分重要。

如何保护远视储备?

远视储备的过快、过度消耗可以看作是近视的一种预警,保护好远视储备,不要透支"视力存款",对眼睛健康发育十分重要。为避免远视储备消耗过快,我们给出 6 项建议。

（1）合理近距离用眼的两个法则

- 近距离用眼遵循"20-20-20 法则",即:每学习 20 分钟,向 6m(20 英尺 ）外远眺,至少持续 20 秒。
- 每近距离用眼 30 ～ 40 分钟,休息至少 10 分钟,尽量减少长时间持续近距离用眼。

（2）保持正确的读写姿势

读写时双眼与书本之间保持合适的距离,避免用眼距离过近或读写姿势不端正,避免躺着或者在晃动、昏暗的环境中阅读。正确的读写姿势可以概括为"一拳、一尺、一寸",即身体与课桌之间保持一个拳头的距离,眼与书本的距离要保持一尺以上,握笔位置和笔尖要保持一寸的距离。

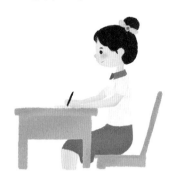

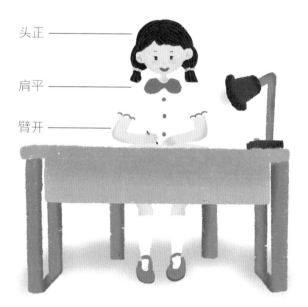

"胸离一拳"
"眼离一尺"
"笔离一寸"

头正

肩平

臂开

（3）减少电子产品的使用时间和频率

减少电子产品的使用时间，在必须使用的情况下，选择建议依次为：电视、电脑、平板电脑、手机。因为距离越近对眼睛的损害越大，所以建议尽可能选择屏幕大、距离远的。

（4）增加户外活动时间

户外活动主要强调在阳光下活动。对正在生长发育的孩子们而言，建议每天户外活动累计时间不少于2个小时，晚上没有阳光的户外时间不算数哦！

（5）均衡全面的营养

饮食要均衡，不挑食、不偏食。建议少吃甜食，多吃青菜。此外，动物肝脏类的食物对眼睛有益，可适当多吃一点。

（6）定期检查，尽早建立屈光发育档案

到正规医院进行规范的医学验光，必要时进行散瞳验光，如果有条件定期监测眼轴长度，将这些相关的检查结果保存记录，就是孩子的屈光发育档案了。通过这些数据可以预估孩子的屈光发育趋势，以便及早发现异常并采取合理的干预措施预防近视。一般建议3岁以后建立屈光发育档案，每3～6个月复查一次。

扫码听音频

9 斜弱视不可怕，父母陪伴战胜它

什么是斜弱视？

医学上的斜视即通常我们生活中所说的"斜眼""对眼""斗鸡眼"等，是指当向正前方注视物体时，一眼保持正位，另一眼偏位的状态。

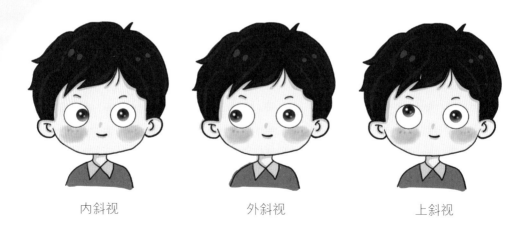

内斜视　　　　　　　　外斜视　　　　　　　　上斜视

弱视是指到医院检查未见眼睛有器质性病变，但戴上合适的矫正眼镜后仍然看不清。视力弱不等于弱视，有的视力弱是近视、远视或散光造成的，戴上眼镜就看清了；有的是眼部有器质性的病变，比如白内障、黄斑病等。

斜视患者往往伴有弱视，严重弱视患者也可以导致斜视，斜视和弱视密切相关。

斜弱视有什么危害？

了解斜弱视的危害，首先需要了解"双眼视觉"这样一个概念。

双眼视觉包括同时视、融合视及立体视觉，它是人类最高级的视觉功能。正是因为形成了双眼视觉，人类才能更准确地获得外界物体形状、方位、距离等概念，才能正确判断并适应自身与客观环境间的位置关系。现代社会中的汽车、航空驾驶，科技中各种仪器的灵活使用，显微外科的精细操作，以及球类运动中的接、打、扑、扣等，都离不开完善的双眼视觉。

斜弱视最主要的危害在于双眼视觉功能的破坏：

- 丧失同时视，造成双眼不能同时使用。
- 丧失融合视，双眼看到的影像不能融合，会有重影和视疲劳。
- 丧失了立体视觉，影响对外界物体位置关系的判断。

斜视还影响外观，造成儿童的自卑感。

此外，某些斜视如不及时治疗，还会影响儿童的身体发育，如出现脸面不对称、歪脖子及脊柱畸形等。

斜弱视该如何治？

早发现、早治疗是关键

斜视、弱视都是与双眼视觉发育有关的疾病，主要发生于儿童。儿童的视力和立体视功能是逐步发育成熟的，0～3岁是儿童视觉发育关键期，

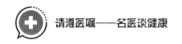

9岁双眼视觉发育成熟。

有些先天性斜视在半岁就可以手术治疗，弱视的孩子在出生3个月后能盯着物体看就可以开始治疗。

（1）斜视

斜视主要治疗手段包括：

- 大多数斜视只能通过手术来矫正。
- 一部分儿童内斜视，配戴远视眼镜可以部分或者完全消除斜视。
- 有一些小度数斜视，通过配戴三棱镜或者训练双眼单视功能来治疗。

（2）弱视

弱视的治疗原则是去除病因，配戴合适的眼镜，对于双眼视力不平衡的患者需要行遮盖好眼治疗。

可以配合精细目力训练法，即有意识地强迫弱视眼专注细小目标，如穿珠、描画等，使弱视眼被抑制的感光细胞受到刺激解除抑制，提高大脑视觉中枢的感受性。

弱视治疗是一个漫长的过程，在此期间父母需要定期陪孩子到医院复查，督促孩子坚持戴镜，做弱视综合训练，特别是双眼视力不平衡的孩子，要严格遮盖视力好的一侧眼。

斜弱视和其他任何疾病一样都没有100%的治愈率，即使治愈后也有一部分患者会复发，所以斜弱视患者即使治愈后仍要定期门诊复查。

扫码听音频

斜弱视不可怕，父母陪伴战胜它！

10 近视上涨 "刹车片" ——角膜塑形镜（OK 镜）

近年来，近视的发病率逐年增高，许多控制近视的产品如雨后春笋般出现，其中 "OK 镜" 的名头最盛。那我们就来了解一下 OK 镜是如何控制近视发展的。

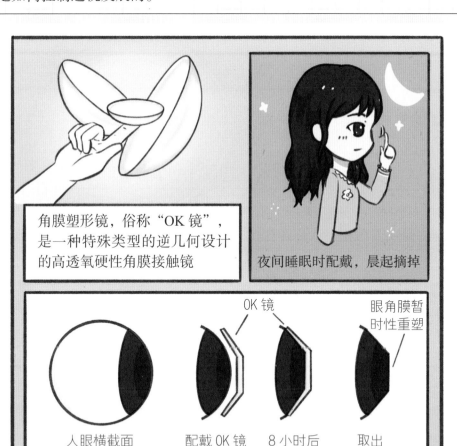

角膜塑形镜，俗称 "OK 镜"，是一种特殊类型的逆几何设计的高透氧硬性角膜接触镜

夜间睡眠时配戴，晨起摘掉

OK 镜

眼角膜暂时性重塑

人眼横截面　配戴 OK 镜　8 小时后　取出

通过镜片逆几何设计对角膜的物理塑形作用而改变角膜的形态，使角膜中央变平坦，旁中央区变陡峭

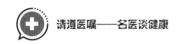
经过一晚配戴 OK 镜塑形后，可以暂时性矫正近视度数，达到白天摘掉镜片后，即可提高裸眼视力的效果；同时因角膜旁中央区变得更陡峭形成周边近视离焦，从而起到减缓近视发展的作用。

针对近视小于 600 度、散光小于 200 度的近视患者，一般配戴 OK 镜效果较为理想。由于角膜是有弹性的，随着时间的推移，被塑形的角膜会逐渐恢复到矫正前的形态，因此，建议晚上如无不适坚持配戴 OK 镜，如果出现角结膜炎症或身体抵抗力下降时要及时停戴。

当然，OK 镜也并非所有人都适合配戴，需要去正规医疗机构做相关检查，确认是否可以配戴。

角膜塑形镜的适应证

① 近视伴或不伴规则散光患者，并符合以下情况：

- 近视或散光度数范围在国家药品监督管理局（NMPA）注册适用范围之内，顺规性散光患者相对合适。
- 角膜曲率：39.00 ~ 48.00D。

② 环境条件、卫生条件和工作条件能满足本产品的配戴要求。

③ 能够理解角膜塑形镜的作用机制和实际效果，依从性好，能及时、定期按要求前往医疗机构就诊。

角膜塑形镜的禁忌证

- 8 岁以下儿童。
- 使用影响或可能影响角膜塑形镜验配的、可能会改变正常眼生理的药物。
- 不符合前述适用范围的患者。
- 活动性角膜感染，或其他眼前节急性、慢性炎症。
- 正在使用可能会导致干眼或影响视力及角膜曲率等的药物。
- 角膜内皮细胞密度 < 2 000 个 /mm^2。
- 角膜异常；角膜上皮明显荧光染色；曾经接受过角膜手术或有角膜外伤史；活动性角膜炎；角膜知觉减退。
- 其他眼部疾病，如泪囊炎、眼睑疾病及眼睑异常、眼压异常及青光眼等。
- 患有全身性疾病造成免疫功能低下，或所患疾病对角膜塑形有影响者（急慢性鼻窦炎、糖尿病、类风湿性关节炎、精神病等）。
- 有接触镜或接触镜护理液过敏史。
- 孕妇、哺乳期或近期计划怀孕者。

角膜塑形镜的配戴注意事项

角膜塑形镜通过美国 FDA 和中国 NMPA 双重认证，只要规范护理，配戴是安全的，但是在配戴过程中要注意：

遵循医嘱、定期复查、生病停戴、摘戴镜注意个人卫生。

扫码听音频

11 痤疮就是青春痘，年龄大点就好了吗

"什么是痤疮？"

痤疮是毛囊皮脂腺的一种慢性炎症性皮肤病，主要好发于青少年，对青少年的心理和社交影响很大。

主要表现为好发于面部的粉刺、丘疹、脓疱、结节、囊肿等多形性的皮损。

发生的原因主要与皮脂分泌过多、毛囊皮脂腺导管的堵塞以及细菌感染和炎症反应等密切相关。

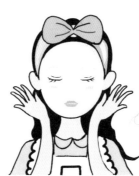

告别痤疮

"关于痤疮，我们应该注意什么呢？"

- 及时就医，定期复诊。有了痤疮，一定要选择去正规的医院接受专业的皮肤科医生的治疗。

- 健康饮食，限制可能诱发或者加重痤疮的辛辣、高糖、高脂饮食及奶制品，多吃富含维生素及纤维的蔬菜、水果，保持大便通畅。

- 出门需注意防晒，作息要规律，避免熬夜等。

- 科学护肤，注意局部的皮肤清洁，尽量用一些保湿和减少皮脂溢出的洁面品。当然也要避免过度清洁皮肤，尤其是避免不正确地挤压痘痘。避免过度化妆，妆后需使用温和的卸妆产品清洁干净。

- 注意心理疏导，减轻或消除精神紧张、焦虑、抑郁等不良情绪。

常见的痤疮治疗误区有哪些？

误区一：痤疮是正常现象，不需要看医生

绝大多数朋友在进行痤疮治疗的时候都会说这样的一个认识：痤疮不需要特殊治疗，自己会消退。真的是这样吗？

有研究认为，只有 10% 左右的轻度痤疮在饮食、生活、作息等各方面特别注意的情况下的确可以自行消退；但绝大部分痤疮若不及时治疗就会出现渐进性的发展，尤其是部分脓疱、结节性痤疮，十分容易遗留凹陷性瘢痕。

因此，痤疮还是要及时治疗，避免留下瘢痕、色素沉着等影响容颜的一些严重症状。

误区二：抠挤可以让痘痘消退

很多人认为把痘痘里面的脓液挤出来痘痘就好了，这种想法是完全错误的！在抠挤时手指上的细菌等微生物就可能会加重感染、延长痘痘的愈合时间，反复抠挤还会形成难以恢复的瘢痕及色素沉着。

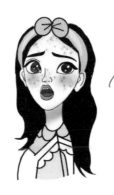

我再也不挤痘痘了

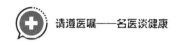

因此，不能自行抠挤、刺激痤疮皮损，如果需要清理，一定要到正规的医院，让专业的皮肤科医生来进行治疗。

误区三：过度清洁皮肤

不少朋友在长了痤疮以后总觉得是脸上出的油太多了才导致痘痘的发生，然后就频繁地清洁面部。其实过度地清洁皮肤反而会加重痤疮。

正确的做法是用无刺激、相对偏酸性、适合我们人体皮肤 pH 值的洁面乳清洁皮肤，可以减轻痤疮的炎症。

误区四：过量或者低量使用处方用药治疗痤疮

有些朋友在治疗痤疮的时候会有这样的想法，认为多涂一些药物可能有助于痤疮的消退。其实不是这样的，过量使用药物反而可能会使皮肤出现红肿或干燥等刺激症状。当然也有一些朋友在治疗了一段时间以后就失去了动力，想起来就涂一下，忘记了就不涂了。那么，这样的治疗，痤疮不仅得不到痊愈，而且会时有复发。

正确的做法应该找专业的皮肤科医生正规治疗，按疗程用药，如外用维甲酸类药膏、抗菌药物等，才能达到完全控制和减少复发。

误区五：痤疮是青年人正常的发育现象，不需要治疗

多数人认为青春发育期长痘痘都是正常的现象，待青春期过后呢，就会自愈，不需要治疗。通过临床观察，只有一小部分的痤疮可以自愈，如果不治疗或者延误治疗，不仅增加了治疗的难度，还会遗留很多严重的瘢痕，像我们经常说的"痘坑"，不仅影响青少年的社交，甚至会造成心理上的一些障碍。

青春本是人生美好的年华，别让青春痘"耽误"了靓丽时光。长了痘痘也不可怕，科学有效地对待，让您青春靓丽、痘痘无痕！

扫码听音频

12 学会"乳腺自检"很重要

近年来，随着大家健康意识的逐渐增强，许多女性同胞对乳腺癌有了不同程度的了解。有的人认为要想预防乳腺癌，必须年年做全套筛查，这样才放心；有的人认为没有病就不需要去医院，有症状再去也不迟。其实，这两种态度都不科学。

"什么是乳腺癌?"

乳腺癌是发生于乳腺的一种恶性肿瘤，是乳腺上皮细胞在多种致癌因子的作用下，发生增殖失控的现象。

目前乳腺癌是全世界发病人数最多的癌症，已超越肺癌成为全球第一大癌，2020年全球就有超226万人患病。不过，早期乳腺癌治愈率高，目前我国5年的无病生存率已超过87%，所以科学认识、合理筛查至关重要。

"哪些因素会诱发乳腺癌?"

（1）遗传因素

乳腺癌具有家族遗传性，乳腺癌家族史是乳腺癌的重要危险因素。

（2）射线暴露

乳腺组织对电离辐射较敏感，受到电离辐射者罹患乳腺癌的概率增加。

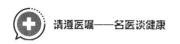

（3）雌激素影响

内分泌紊乱、激素水平改变、过度肥胖会导致年轻女性乳腺癌发病风险增加。

（4）不健康的生活习惯

经常摄入高热量、高脂肪的食物，抽烟、酗酒、长期精神压力过大，也会导致发生乳腺癌。

乳腺癌的诱发因素

家族史　　　　　电离辐射　　　　　　内分泌紊乱　　　激素水平改变

过度肥胖　　　高热量、高脂肪食物　　　抽烟　　　　酗酒

长期精神压力过大

乳腺癌的主要检查手段有哪些呢？

乳腺彩超、乳腺钼靶和乳腺磁共振是乳腺癌筛查的主要检查手段。

对于一般女性而言，我们建议40岁之后每年做一次乳腺彩超，每1～2年做一次乳腺钼靶。

在日常的生活中，乳房自检也非常重要，对于广大女性提高健康意识，防范乳腺癌很有帮助。

"怎样进行乳房自检?"

乳房自检一般选择在月经结束后的第 5 ~ 7 天，此时乳腺增生最轻，对自检的影响最小。

第一，在一个相对安静的环境中站立于镜前，肩膀挺直，双臂放在臀部，观察镜子中的乳房。

乳房皮肤出现下陷、褶皱或隆起

乳头改变位置或内陷   异常

乳房发红、疼痛，出现皮疹或肿胀

第二，举起手臂，重复第一步的观察。观察乳房是否出现上述几种异常情况。

第三，观察乳头有没有流出液体（乳头溢液）的迹象，可能是水样液体、乳白色或黄色的液体或血液。若出现溢液，则记录异常。

第四，躺下，触摸乳房。先将左手置于头下后用右手触摸左乳房，然后将右手置于头下后用左手触摸右乳房。触摸时几个手指并拢，在乳房上转小圈检查，检查位置从锁骨到腹部顶部，从腋窝到乳沟，若感觉到肿块，则记录异常。

第五，站立，使用第四步的方法再次触摸乳房，由于皮肤湿滑时是乳房自检的最佳时机，因此可以在淋浴中做这一步。若感觉到肿块，则记录异常，及时就医。

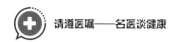

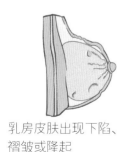

乳房皮肤出现下陷、褶皱或隆起

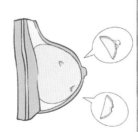

乳头改变位置或内陷

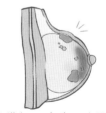

乳房发红、疼痛，出现皮疹或肿胀

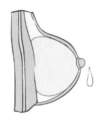

乳头流出液体（乳头溢液）

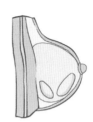

乳房出现肿块

怎样预防乳腺癌？

日常生活中，广大女性朋友可注意以下几点，远离乳腺癌困扰。

- 进行适度体育锻炼，控制体重过快增长。
- 保持规律作息，避免长期熬夜。
- 调整饮食结构（减少食用高脂肪食品、腌制食品、烟熏食品），远离烟草与酒精。
- 保持平和的心态，培养良好心理素质。
- 提高机体免疫力，保持健康生活习惯。
- 定期乳房自检。

扫码听音频

13 黑色素痣会恶变吗

病例

最近，老王家这个和睦幸福的家庭被阴影笼罩着……

原来，一家人苦苦盼望的刚出生的小孙子，半拉脸都是黑的，上面还长了很多毛。老王苦恼极了：我的孙子怎么得了一个怪病？

医生告诉老王，孩子得的病叫黑色素痣，就是俗称的"黑记"。

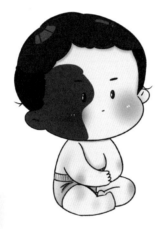

"什么是黑色素痣？"

黑色素痣是由含有色素的痣细胞所构成的皮肤良性病变。可在出生时即已存在，或出生后逐渐出现，常为多发性。

黑色素痣绝大多数分布在皮肤上，少数发生于黏膜表面，如口唇、阴唇、眼睑结膜等。

其形态及大小各异，大多面积较小，呈米粒状。但也有面积巨大者，又称巨痣。

痣的表面，或平滑，或肥厚，或粗糙呈疣状，有些还会有黑色或黑白夹杂的长毛，故又有"毛痣"之称。

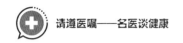
黑色素痣有什么危害？

黑色素痣有转变成恶性黑色素瘤的可能，恶性黑色素瘤恶性程度较高，病程进展迅速，预后不良。所以人们普遍对黑色素痣产生紧张情绪和恐惧心理。特别是电影《非诚勿扰》播出后，影片中人物因黑色素痣恶变去世，因此到医院祛痣的群众明显增多。

在这里提醒大家，不要过度焦虑，黑色素痣发生恶变的概率很小，但长在易摩擦部位的恶变概率要高一些。

什么样的黑色素痣容易转变成恶性黑色素瘤？

黑色素痣转化为恶性黑色素瘤多见于以下特殊部位、特殊类型：

（1）特殊部位

特殊部位是指处于经常受到摩擦、慢性刺激或易受到创伤的部位，如手掌、足跖、头皮、唇颊、阴茎头、阴唇等部位的黑色素痣，此类病变有恶变倾向，应提高警惕。

（2）特殊类型

特殊类型的黑色素痣主要有以下几种：

① 先天性巨痣

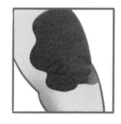

出生时即已存在，好发于头面、躯干等部位，面积较大。病变的表面往往高低不平，粗糙肥厚，可呈结节状改变。颜色呈棕褐或墨黑，深浅不等，并常见黑白夹杂的毛发，状似兽皮。

②甲拇痣

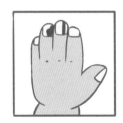

位于指（趾）甲下的黑色素痣，发生癌变的可能性较大

③含有较多交界痣（病理学分类）成分的黑色素痣

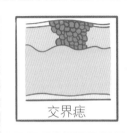

交界痣

长在表皮和真皮的交界处，通常扁平、轻微凸起，颜色呈棕色或者黑色

什么样的黑色素痣需要就医治疗？

- 病变在短时间内增大明显。
- 颜色改变，颜色加深或色素脱失。
- 有刺痒或疼痛症状。
- 无明显外伤而表面破溃，长期不愈。
- 局部有炎症表现。
- 发生脱毛、脱痂。
- 紧邻病变四周出现针尖大小、称为"卫星灶"的色素斑点。

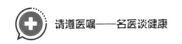
为防止癌变，以上情况应及早治疗。

另外，黑色素痣位于面部或其他外露部位，有碍观瞻，也可以就医治疗。

黑色素痣该如何治疗？

（1）激光治疗

主要适用于 2mm 以下的黑色素痣。

优点是随做随走，术后恢复较快；缺点是不能一次性彻底清除病变。

（2）手术治疗

适应证较宽，适用于各种大小、不同部位的病变，目前 3mm 以上的黑色素痣推荐手术治疗。

优点是可一次性切除干净，并且切取标本可送病理检查，根据病理结果进一步处理。

手术除了考虑切除病变外，还要注意治疗后的美容效果，尤其是位于头面部的"黑记"。整形美容外科医生会根据病变的范围、部位及病变性质等综合考量，顺皮肤纹理做切口，并根据需要采用局部皮瓣旋转、推进，植皮手术，皮肤扩张术等不同技术修复，以达到既能治病又美观的目的。

扫码听音频

14 关注"头"等大事，警惕"秃"然来袭

雄激素性脱发是最常见的一种脱发，约占所有脱发的 95%。

据调查，5 名中国男性中可能会有 1 名患雄激素性脱发，且发病年龄呈年轻化，部分男性在高中或大学期间已经出现了严重脱发。雄激素性脱发不只发生于男性，女性发病率为 6% 左右，约 16 个女性就可能会有 1 个患雄激素性脱发。

因为遗传、学习或工作压力及熬夜等诸多因素，我国雄激素性脱发呈现发病率高和年轻化两个特点。目前我国有 1 亿多的雄激素性脱发患者在关注着自己的"头"等大事。

在防脱、生发这条道路上，大家绞尽脑汁尝试了多种方法，花费了大量金钱、时间，但收效甚微。脱发属于皮肤科疾病，虽然它不会造成严重的健康问题，但因影响个人形象而易引发焦虑等心理情绪。想要恢复迷人的秀发，皮肤科医生提醒大家：擦亮眼睛，选择真正靠谱且有效的方式，提倡早发现、早干预、科学规范诊治。

"雄激素性脱发的原因"

雄激素性脱发患者头顶和前额的毛囊周围因为遗传因素存在雄激素受体，所以当患者到了二三十岁雄激素分泌旺盛的时候，雄激素与雄激素受体结合比较多，两者结合后发生免疫反应，导致头顶和前额的毛囊逐渐萎缩，头发逐渐变细直至脱落。

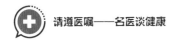
雄激素性脱发的表现

雄激素性脱发患者的早期有两个重要特征。

- 第一个特征：患者头顶、前额的头发粗细不均匀，细发增多，说明毛囊出现萎缩。
- 第二个特征：正常情况下一个毛囊单位有 2 ~ 3 根头发，雄激素性脱发患者则出现单一毛发的毛囊单位增多，这也说明毛囊处于萎缩状态。

这两个重要特征可以通过毛发镜早期发现。

雄激素性脱发从开始发际线后移，到"地中海"式发型，分七级。所以雄激素性脱发越早治疗越好，因为如果等后期毛囊都萎缩完了，真就长不出来头发了，也就是生活中说的"谢顶"了。

1~7 级脱发示意图

Norwood-Hamilton 分型法

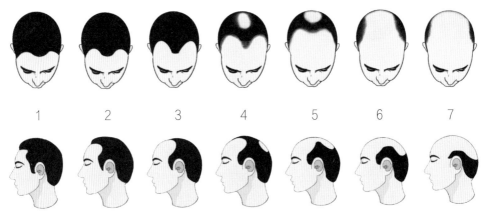

1 2 3 4 5 6 7

治疗要趁早哟！

雄激素性脱发的治疗

当感觉到头发变细变少，或有发际线后移表现时，应及时到皮肤科门诊就诊，行毛发镜检查，以早诊断、早治疗。

根据我国雄激素性脱发诊疗指南，男性雄激素性脱发的常用口服药物是 1mg 非那雄胺，女性雄激素性脱发的常用口服药物是螺内酯，两者都具有抗雄激素作用，即通过阻止活性雄激素的生成，减少其与雄激素受体的结合，从而阻断毛囊萎缩；外用药物常用的是米诺地尔，男女均可使用，主要作用是刺激萎缩的毛囊重新由休止期进入生长期，从而重新长出又粗又壮的健康秀发。以上治疗效果有限时，还可以联合微针或自体富血小板血浆（PRP）等治疗方法。当脱发未及时规范治疗，毛囊萎缩面积过大出现谢顶时，则需要选择毛发移植。

"头"等大事，莫入误区！早发现、早诊断、早治疗，就诊一定到正规医院皮肤科，规范诊治，方可早日还您一头乌黑靓丽的秀发。

扫码听音频

15 保护脊柱健康，从正确坐姿开始

生活中很多骨科疾病的发生都和不良姿势有关，正是因为长期的不良姿势导致骨骼系统出现慢性损害，比如腰椎间盘突出症、颈椎病、腰肌劳损等。想要避免或缓解这些疾病带来的痛苦，首先要做到的就是改正我们的不良姿势。

长时间不良的坐姿对脊柱影响很大，比如翘着"二郎腿"躺着坐，虽然坐的时候感觉到很舒服，但是会使腰椎承受过大的压力，长时间保持这样的姿势会造成脊柱两边肌肉损伤，进而导致腰椎间盘的退变。

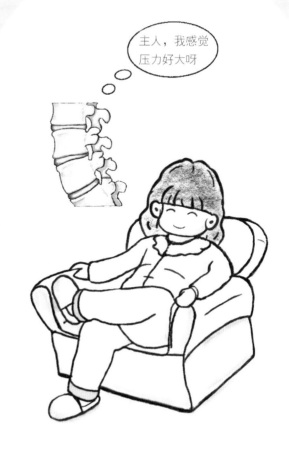

" 正确的坐姿 "

- 后背尽量不要靠着椅背，座椅的高度调整合适，大腿尽量与地面平行，这样上半身的重量才能很好地向下传导。另外，坐的时间不能太长，最好半小时左右就站起来活动活动。

- 如果是坐在电脑桌前使用电脑办公学习，电脑显示器的高度要合适，避免颈椎处于低头的状态。

- 如果有条件的话还可以选择人体工学椅。这种椅子的设计依据人体的解剖结构，座椅高度、后背的角度及头枕的位置，都可以根据每个人情况进行调整，以符合人体生物力学的传递，这样会更有利于保护我们的脊柱。但即使是这样，也不建议大家在椅子上久坐。因为久坐不但对腰椎不好，也会增加患心脑血管疾病、糖尿病等各种慢性疾病的风险。

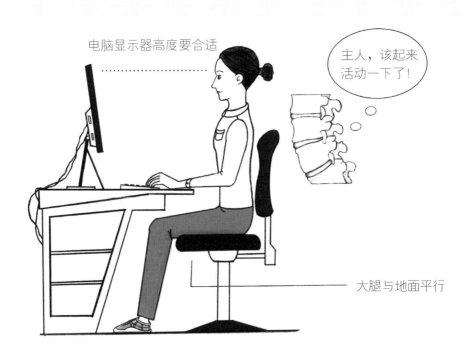

电脑显示器高度要合适

主人，该起来活动一下了！

大腿与地面平行

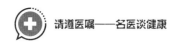

当饱受腰椎疾病痛苦的时候，要审视自己日常生活中有没有哪些不良的姿势正在逐渐损害我们的脊柱健康。在治疗腰椎的同时，一定要改正这些不良的姿势，否则，治好的腰椎疾病还会容易复发。

不良姿势会使我们的身体产生慢性损伤，使颈椎、腰椎产生慢性疼痛，久而久之会使椎间盘产生退变，甚至会形成椎间盘突出，压迫神经。要想避免或者改善这种伤害，从现在开始，改变不良姿势。

扫码听音频

16 揭开补钙谜团

全国骨质疏松症流行病学调查显示：50 岁以上人群骨质疏松症患病率为 19.2%，其中女性为 32.1%，男性为 6.9%；65 岁以上人群骨质疏松症患病率为 32.0%，其中女性为 51.6%，男性为 10.7%。那么，我们是否应该人人吃上钙片来预防骨质疏松呢？

病例

32 岁刚毕业上班的王博士带了妈妈给自己买的各种花花绿绿的钙片，来到药物治疗管理门诊咨询三个问题：

① 自己到底需不需要补钙？

② 如果需要补，补什么样的钙？

③ 怎样服用钙片？

王博士的妈妈心中有这样一个执念：补总比不补好！

但事实真是如此吗？

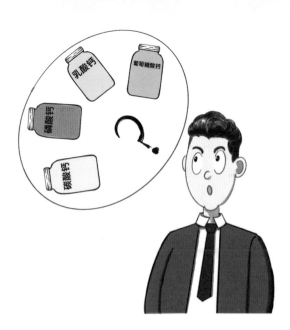

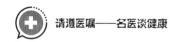

2016 年《美国心脏协会杂志》发表了这样一篇长达十年的调查论文：随访了 5 448 名中老年人来了解饮食补钙和钙片补钙对冠脉钙化的影响，结果发现，饮食补充钙可以降低冠脉钙化的风险，而钙片则增加了 22% 的冠脉钙化风险。国外《预防和治疗骨质疏松症的临床医师指南》明确指出膳食补充是补钙的首选途径。我国《原发性骨质疏松症诊疗指南（2022）》中也推荐尽可能通过膳食摄入充足的钙，饮食中钙摄入不足时，可给予钙剂补充。

此时此刻的您是不是有种赶紧回家把钙片扔掉的冲动？先别慌！假如您是骨质疏松或骨折高风险人群，日常饮食不能摄入足够的钙，那么还是可以通过吃钙片来补充钙的。

" 如何选择钙片？ "

走进琳琅满目的药店，我们到底该如何选择钙片？吸收度、口感有什么讲究？哪些不良反应较小？建议大家买钙片的时候别轻信广告，先咨询药师较好。

总的来说，碳酸钙是目前市场上最常见的，价格也是最低的，如果您的胃肠功能好，吃了碳酸钙没啥不舒服，碳酸钙就是最佳选择，性价比最高；但如果胃肠功能较弱、胃酸分泌不足，吃了碳酸钙会出现胃胀、嗳气等不良反应，则优先选择有机钙，如柠檬酸钙、氨基酸钙等。

" 钙片该如何服用？ "

经研究发现：

- 随餐服用钙片可以减少结石的发生。
- 在补钙时千万不要忽略了钙的"黄金搭档"——维生素 D。
- 阳光照射是公认的维生素 D 的安全来源。建议在上午 10:00 和下午 14:00 之间，走到室外去晒太阳。

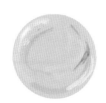

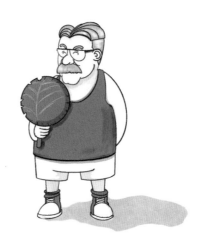

但还是有人感到疑惑：我吃钙片了，钙片里也有维生素 D，为什么还会骨质疏松呢？您有可能忽略了必不可少的一环——运动。运动是钙沉积的引导剂，通过运动刺激骨骼细胞，反馈给机体提示我们的骨骼需要钙，促进钙沉积在骨骼上。假如您缺乏运动，还真不知道这些钙到底沉到哪里了。

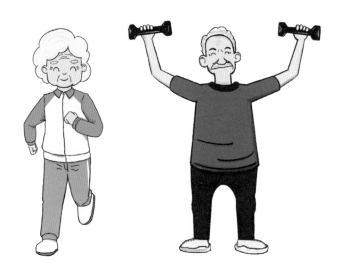

那王博士需要补钙吗？

病例

　　在明确王博士不是骨质疏松的高风险人群后，我们拿出两张表：《中国居民膳食钙推荐摄入量表》和《中国食物成分表》，帮助王博士测算每天的钙摄入量。中国营养学会推荐成人每天钙标准摄取量800mg，《中国居民营养与慢性病状况报告（2020年）》显示，目前我国居民膳食钙的日摄入量不足标准摄取量的一半。而经过计算，王博士平常每日的钙摄入量大约是550mg，因此我们评估得出：王博士日常饮食钙摄入不足！

通过沟通与分析，最后我们给王博士提供以下建议：

- 饮食上，每天增加一杯牛奶、一小把干果或一枚鸡蛋。
- 拒绝外卖，坚持中午走出办公楼用餐，增加晒太阳的机会。
- 每天运动半小时。

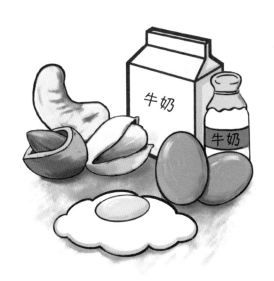

我们总结了一份补钙"秘籍"，建议您收藏：

要想强骨身体健，钙量达标很关键。

饮食补钙是首选，常晒太阳多锻炼。

希望大家科学补钙，远离骨质疏松！

扫码听音频

17 癌症患者能吃 "发物" 吗? 需要忌口吗

"羊肉不能吃,韭菜不能吃,鱼肉不能吃……这些都是发物。" 常常有癌症患者对所谓的 "发物" 心存芥蒂,过分忌口,导致营养不良的情况发生。

"发物" 是什么? 能吃吗? 有没有科学依据? 癌症患者需要忌口吗?

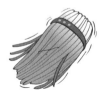

羊肉、韭菜、鱼肉
都是 "发物",不能吃吗?

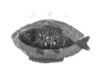

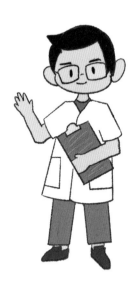

"发物" 来源于传统医学,是中医药理论和实践中常见的一个词。富含营养、富含高蛋白的食物如虾、牛肉、羊肉、鱼、鸡、鸡蛋、牛奶等,刺激性食物如葱、椒、姜、蒜等,往往位列 "发物" 名单。

有人认为"发物"会影响病情，可能有如下原因：一是某些食物的蛋白质会引发过敏，比如海鲜类、牛奶类是常见的过敏原，敏感人群吃了之后可能会引发过敏现象，看上去像是加重了病情；二是某些食物引起了消化道症状，比如患者的某个阶段（术后或者放化疗后）胃肠功能较弱，吃了一些不易消化的食物，引起腹胀、腹泻、腹痛等情况。这些并不是因为食物是"发物"造成的，而是与自身体质和身体状况有关系。

现代医学强调的是食物的能量及其所含的营养素。"发物"多数富含蛋白质和矿物质，能为癌症患者提供每日所需的优质蛋白、铁、锌等营养素，可以提高机体的免疫力，改善患者低蛋白血症、贫血和白细胞低等问题。我们不应迷信"发物"，过分忌口，而是需要基于患者本身的营养状况和个体差异，考虑患者有没有过敏，判断他的胃肠功能情况，恰当选择，适量摄入。

那是不是意味着癌症患者什么都可以吃，根本就不需要忌口呢？当然也不是。有资料表明，约35%的肿瘤发生与饮食有关，如：

- 常吃腌制、熏制食品可摄入较多的亚硝胺及苯并芘等致癌物，易导致胃癌。
- 食用发霉的玉米和花生，会摄入较多的黄曲霉毒素，造成原发性肝癌。
- 动物脂肪摄入过多，与大肠癌、乳腺癌及前列腺癌的发生有密切关系。

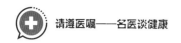
癌症患者的确需要科学忌口

（1）避免可能含有致癌物质的食物

如自制的腌制品，烟熏、烧烤制品，霉变腐败的不新鲜食物等。

（2）戒烟、戒酒

世界卫生组织国际癌症研究机构把酒精、尼古丁定义为一类致癌物。戒烟戒酒是癌症患者的"必修课"，而且在进行放化疗时，烟酒可能会影响治疗的效果。

（3）不同的癌症忌口不同

比如：

- 肝癌患者忌食硬、油炸、刺激性食物和饮酒。
- 食管癌患者忌食过热、刺激性的食物，以及硬或黏性大等容易造成梗阻的食物。
- 胆囊癌患者忌食高脂肪食物，忌饮酒，忌暴饮暴食。

因此，要根据自身的病情咨询管床医师或营养师，得到正确的解答。

发物多指鱼和肉，营养丰富蛋白高，身体康复不可少。

癌症患者要忌口，不吃腌制和烧烤，戒烟戒酒要记牢。

扫码听音频

18 打呼噜是病吗

打呼噜是病吗？很多人认为打呼噜不是病。但其实，打呼噜可能是导致多种代谢性疾病的重要原因。

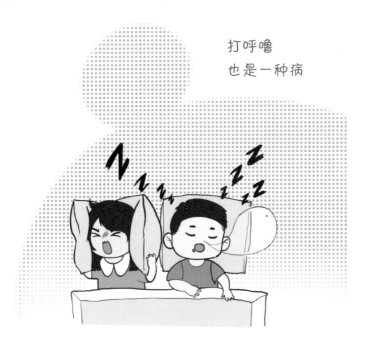

打呼噜
也是一种病

"人为什么会打呼噜？"

人入睡之后，全身的肌肉都会松弛，喉部肌肉也不例外。松弛的肌肉和悬雍垂（俗称的"小舌头"）会向下压迫气道，使气道变得狭窄。当气流通过狭窄气道时，会产生震动的涡流，这种震动发出声音，就是我们熟悉的"打呼噜"。

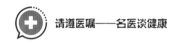
打呼噜是正常现象吗？

　　人在过度劳累，或枕头、睡姿不合适时，会造成气道不通畅，引起打鼾；或者上呼吸道感染引起扁桃体发炎、肿大，也会导致咽部通气不畅，引起打鼾。只要呼噜声节奏均匀、音调平稳，就不需要给予过多关注。

　　但是，如果打鼾时出现了呼吸暂停，大家就要警惕了——这可能是患上了阻塞性睡眠呼吸暂停（OSA），这部分人群会出现时而鼾声如雷，时而寂静无声的症状，像是憋着一口气。阻塞性睡眠呼吸暂停会导致氧气供应不足，引发一系列健康问题。

长期打呼噜有哪些危害？

- 打呼噜会引发夜间憋醒、口舌干燥、睡不解乏、白天嗜睡、记忆力下降等症状。

- 长期打呼噜缺氧会造成高血压，而高血压不仅会引起心脑血管的动脉硬化，还会引起肾动脉硬化。

- 患有严重睡眠呼吸暂停的人有在睡梦中猝死的风险，该风险是正常人的 3 倍。

- 打呼噜可导致儿童生长缓慢、注意力不集中、学习能力及记忆力差。扁桃体或腺样体肥大是引起儿童打鼾主要的原因。家长应多留意孩子的睡眠情况，及早发现、及早干预。

气道部分阻塞造成打鼾

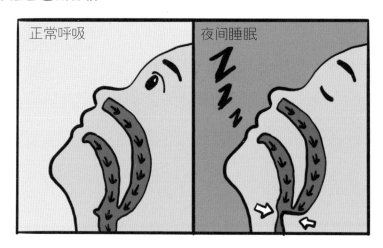

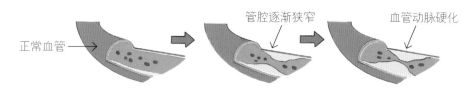

危害 ⚠ 长期打呼噜缺氧会造成高血压，更容易引起心脑血管动脉硬化。

"打呼噜必须治疗吗？应该如何治疗？"

答案是肯定的。

- 对于轻度的睡眠呼吸暂停，不伴有显著的血氧饱和度下降，建议改良生活方式即可。
- 一旦出现并发症，如高血压、糖尿病、房颤、白天嗜睡等，必须及时治疗。

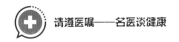
（1）睡眠体位指导

患者头及身体均保持侧卧睡眠，可选用侧卧辅助寝具。

（2）外科治疗

需要专科医生评估风险与获益，从而慎重做出决策。

（3）持续气道正压通气（CPAP）治疗

佩戴呼吸机是治疗睡眠呼吸暂停最经典、最重要的治疗方式，可有效改善患者生活质量，对于各种类型的睡眠呼吸暂停均有良好的治疗作用。

随着我国人口老龄化、肥胖人群增加、饮食结构的改变，阻塞性睡眠呼吸暂停综合征患病率逐年上升，其危害也将越来越大。

日常生活中，我们需要保持良好的生活方式，控制体重，限制食物摄入量，增加运动，戒烟限酒，保持规律作息。

对于长期打鼾，要做到早期发现，早期诊断，早期干预治疗，将打鼾对健康的伤害降至最低。

扫码听音频

19 人体有个 "万能穴" ——合谷穴

我们经常在小说或者影视作品中看到这样的场景：一位医生掏出银针，刺向患者的某个腧穴，不一会儿患者就可以康复如初，似乎这些穴位具有包治百病的神奇功效。在现实生活中真的有这样的 "万能穴" 吗？

在我们人体 360 多个腧穴中，确实存在这样的一个穴位，它治疗范围广泛，就像一个随身携带的大药箱。它就是合谷穴。

"合谷穴的取穴方法"

合谷穴别名虎口，位于手背第一、二掌骨之间，第二掌骨桡侧（靠近拇指一侧称为桡侧）的中点处。有两个简单的取穴方法：

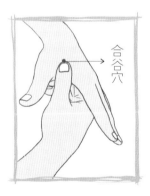

合谷穴

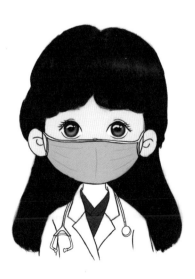

别名：虎口

位于手背第一、二掌骨之间，第二掌骨桡侧的中点处

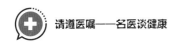

- 一是将一只手的拇指、食指张开，用另一只手的拇指第一个关节横纹放在这只手的指蹼边缘处，拇指进行屈曲，那么指尖顶点就是合谷穴的位置。
- 二是将拇指和食指合拢，在肌肉的最高点，也能找到合谷穴的位置。

" 合谷穴有什么治疗作用？"

- 治疗头面部疾病：合谷穴所属的手阳明大肠经支脉循行经过人体的头面部，因此可以治疗头面疾病，如头痛、牙痛、口眼歪斜等。
- 治疗胃肠疾病：合谷穴作为手阳明大肠经的原穴，具有和胃降气、调中止痛的功效，可以调节胃肠功能，治疗各种胃肠道疾病，如便秘、腹痛等。
- 合谷穴还具有补益、调和气血的功效，可以活血化瘀，因此还常用于妇产科相关疾患，如闭经、痛经、难产等。
- 针刺合谷穴，可以补肺益卫气，恢复腠理毛窍开合功能，从而治疗外感风寒表实证引起的无汗或表虚证引起的汗出过多。

对合谷穴的刺激手法也非常简单，我们自己在家就可以进行相应的操作。比如牙痛，可以用一只手的拇指点按或者按揉另一手的合谷穴，按至有酸胀感为宜，3 ~ 5 分钟疼痛就会有所减轻。

而对于虚寒性的疾病，可以使用艾灸合谷穴。拿一根艾条，将艾条一端点燃，对准合谷穴，距离皮肤 1.5 ~ 3cm 处进行艾灸，灸 10 ~ 20 分钟，以局部有温热感、皮肤稍显红晕为度。

合谷穴治疗作用广泛，常常刺激这个穴位可以起到很好的保健作用。但需注意，合谷穴有催产的作用，孕妇慎用。

扫码听音频

20 认识大肠癌，让大肠癌可防可治

大肠癌是我国常见的恶性肿瘤，发病率列居我国恶性肿瘤的第二位，近年来有上升的趋势。

大肠癌的发生与哪些因素有关？

（1）饮食方式

● 高脂肪饮食，特别是含有饱和脂肪酸的饮食过多：饱和脂肪酸主要是来自动物肉类制品和黄油中的脂肪酸。由于饱和脂肪酸可促进胆固醇代谢物及次级胆酸的生成，因此具有致癌作用。

● 食物中膳食纤维不足：膳食纤维不足会增加致癌物质和大肠黏膜接触的机会。含大量纤维素的食物有粗粮、麸、蔬菜、豆类等，可以适当补充。

（2）癌前病变

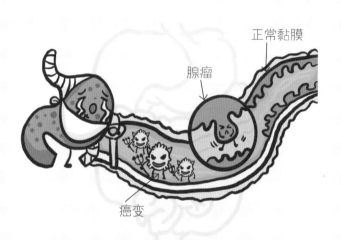

正常黏膜

腺瘤

癌变

癌前病变如结肠息肉或腺瘤。大肠癌并非是在肠黏膜上突然发生的病变，而是通过正常黏膜—腺瘤—癌变这样一种顺序发展，所以一般将腺瘤看作是癌前病变。而腺瘤的发生原因，目前还不明确。

大肠癌的常见症状

大肠癌起病隐匿，早期常常无症状，或仅见粪便隐血阳性。待出现下列症状时，多为中晚期，比如：

- 排便习惯与粪便性状改变：常以血便为突出表现，有时表现为顽固性便秘，也可表现为腹泻，或腹泻与便秘交替。
- 腹痛：多引起不同性质与程度的腹痛。
- 其他症状：如腹部肿块、贫血、消瘦、无力等症状。

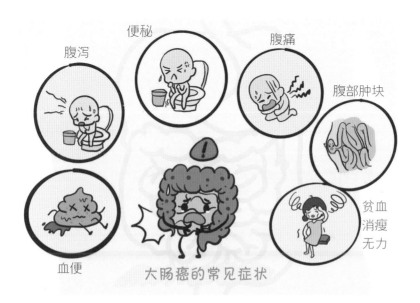

大肠癌的常见症状

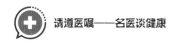

大肠癌如何治疗？

目前大肠癌的治疗多采用综合治疗，包括手术治疗、化疗和放疗等。

外科手术是治疗大肠癌的主要手段，可以完整切除肿瘤并清扫淋巴结。通常情况下，大肠癌术后还需要进行其他辅助治疗，比如化疗，才能达到根治的目的。放疗则主要是针对低位直肠癌。

目前还有新兴的一些治疗，比如靶向治疗和免疫治疗，需要进一步完善一些特别的检查才可以进行选择。

大肠癌是否传染或遗传？

大肠癌是一种与基因变异有关的疾病，肯定没有传染性，所以即使患了大肠癌也没有必要与家人隔离，依然可以与家人同桌吃饭，一起生活。

大肠癌本身不是遗传性疾病，但有一定的遗传性。也就是说，如果家中长辈患了大肠癌，虽然不代表说亲属们就一定也会得癌，但在相同的生活环境下，较其他人群更为容易患癌。所以，大肠癌患者的亲属应当尽早行结肠镜检查，以便尽早发现、尽早治疗。

大肠癌的发生是环境因素和遗传因素双重作用的结果，大肠癌患者的子女也并不一定会患病，因此，此类人群多加注意即可，切勿过分担心。

大肠癌不是绝症！心情好，癌症才能好！

世界卫生组织通过大量的数据分析，认为有1/3的癌症是可以预防的，1/3的癌症是可以治愈的，还有1/3的癌症通过治疗可以提高患者生活质量，延长生存时间。

在大肠癌患者的整个治疗和康复过程中，有研究发现，心理因素有着不可取代的作用。因为不良情绪会降低机体的免疫功能，从而减弱免疫系统识别和杀灭癌细胞的作用；相反，良好的情绪可以平衡和提高机体的免疫功能，使癌细胞处于受到抑制的状态，最终被机体免疫系统所消灭。这就是心理因素强大的作用。因此保持良好的心态，有助于疾病早日康复。

扫码听音频

21 全身麻醉那些事儿

病例

　　医生：李老师，我是您的麻醉医生。明天您需要做个微创手术，把胆囊切掉，在手术中需要给您做全身麻醉，就是通过注射麻醉药，让您睡一觉，醒来手术就做完了！手术中我们麻醉医生会全程在您身边，今晚12点以后就不要吃东西喝水了。

　　患者：啊，全麻？能不能半麻啊？听说全麻对大脑不好？还有，手术为啥不能吃饭喝水？……

　　麻醉医生在工作中，经常遇到患者有这样的疑问。今天我们就来了解一下全身麻醉那些事儿。

" 什么是半麻？ "

　　大家常说的"半麻"，就是下半身被麻醉，上半身感觉存在，大脑是清醒的。它指的是椎管内麻醉。麻醉医生在我们的腰上打一针，给药后腹部及腹部以下感觉不到疼痛，适用于腹部及腹部以下的某些手术类型。

" 什么是全麻？ "

　　全身麻醉，俗称"全麻"，就是应用吸入麻醉药或静脉麻醉药让我们的意识暂时消失，感觉不到疼痛，就像做了一个美梦，做完手术就醒了。这项技术适用于很多种手术的麻醉。

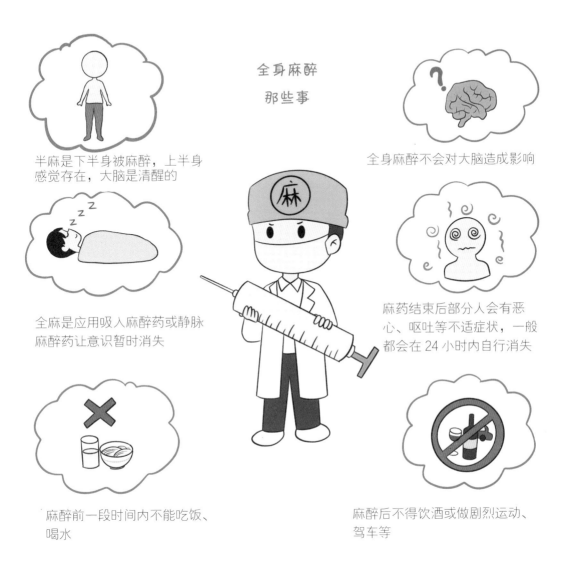

全身麻醉
那些事

半麻是下半身被麻醉，上半身感觉存在，大脑是清醒的

全身麻醉不会对大脑造成影响

全麻是应用吸入麻醉药或静脉麻醉药让意识暂时消失

麻药结束后部分人会有恶心、呕吐等不适症状，一般都会在 24 小时内自行消失

麻醉前一段时间内不能吃饭、喝水

麻醉后不得饮酒或做剧烈运动、驾车等

麻醉前为什么不能吃饭、喝水？

　　一些麻醉药物能够减弱人体正常的保护性反射。如果进食或大量饮水后很快就接受麻醉，胃内容物一旦进入肺内可引发吸入性肺炎，甚至导致呼吸衰竭，危及生命。因此，麻醉前一段时间内不能吃饭、喝水。

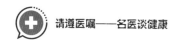
" 全身麻醉对大脑有影响吗？ "

在麻醉药物未完全代谢时，可能会有头晕等不适；当麻醉药物完全代谢后，这种症状就会消失。目前我们所用的麻醉药物具有起效快、代谢快、安全性高等特点，在体内停留时间短，不会对大脑造成有害的影响。

" 麻醉药的副作用有哪些？如何应对？ "

目前应用的麻醉药物大多是短效的，麻醉过后身体很快就会恢复正常。一小部分人术后可能会感到头晕、恶心、呕吐等，一般都会在术后 24 小时内自行消失。

" 麻醉苏醒后要注意哪些事项？ "

- 全身麻醉后 24 小时内不得驾车或做剧烈运动，不签署有法律效力的文件，不饮酒，不得操作电动工具，不宜做重要的决定。
- 哺乳期妇女 24 小时内不建议哺乳。
- 全身麻醉完全清醒 2 小时后，在手术允许的情况下方可进饮少量温开水，如无呕吐等不适可进流质饮食。

扫码听音频

22 从"幽"心忡忡到无"幽"无虑——幽门螺杆菌感染的防治

医院门诊经常发生这样有趣的一幕：

病例

医生："大爷，您的检查结果出来了，您感染了幽门螺杆菌。"

患者："幽门什么菌？"

医生："幽门螺杆菌！"

患者："什么螺杆菌？"

医生："幽门螺杆菌！"

患者："幽门螺杆什么？"

……

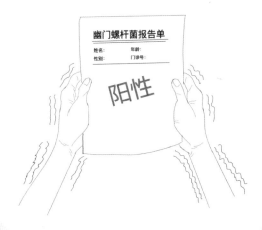

"什么是幽门螺杆菌？"

　　幽门螺杆菌是一种寄生在胃内的细菌，黏附于胃黏膜及细胞间隙，可引起胃内炎症。幽门螺杆菌感染是最常见的细菌感染之一，目前我国感染率约 50%，也就是说平均每 2 人中就有 1 人感染。

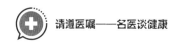

感染幽门螺杆菌有哪些症状？

感染幽门螺杆菌后部分患者是没有症状的，有些患者可能出现上腹疼痛、早饱、口臭、恶心、呕吐、腹胀等症状。

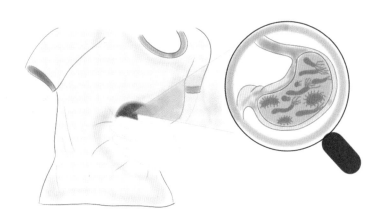

幽门螺杆菌致癌吗？

幽门螺杆菌感染与慢性胃炎、消化性溃疡和胃癌的发病密切相关。然而除了幽门螺杆菌以外，胃癌的发生与人们的生活方式、遗传学背景、生活环境等因素也有关系，幽门螺杆菌只是众多"帮凶"之一。感染幽门螺杆菌也不代表一定会患上胃病乃至胃癌。

一人感染，全家传染？

幽门螺杆菌主要通过经口途径传播，比如接吻、共餐，以及饭前不洗手等一些不良的生活习惯。家庭内传播是其感染的主要方式之一，也是儿童感染幽门螺杆菌的主要途径。调查结果显示，大多数幽门螺杆菌的感染发生在儿童和青少年时期。因此，养成良好的卫生和饮食习惯，比如使用公筷、分餐制、餐具消毒，能更好地降低幽门螺杆菌感染率。

感染了幽门螺杆菌需要怎样治疗呢？

根除幽门螺杆菌需要规范的治疗手段，常用两种抗生素加上质子泵抑制剂、铋剂类四联治疗，且需要连续用药 14 天才能达到有效的根治效果。感染后一定要门诊就医，遵医嘱按时吃药。治疗结束后停质子泵抑制剂和抗生素，1 个月后复查呼气试验，如为阴性，说明已根除。如为阳性，需要等到半年之后考虑再次治疗。

疗程不足、没有规律服药、感染耐药菌等，都会导致幽门螺杆菌根除失败，常规的治疗方案根除率确实不会达到 100%。可以通过幽门螺杆菌培养和药敏试验、耐药基因检测等手段选择敏感药物，精准"打击"，以提高治愈率，减少耐药情况的发生。

市面上宣传的"抗幽牙膏"不含处方药成分，只能起到辅助清洁的作用，不能起到对抗幽门螺杆菌的作用。大蒜、辣椒、醋等"偏方"同样不能有效杀灭幽门螺杆菌。

扫码听音频

感染后能吃能喝，没有症状，需要治疗吗？

这种情况下，需要根据个人的具体情况来确定具体方案，包括年龄、病史、内镜检查结果，以及有没有胃癌、胃溃疡的高危因素等。但是鉴于幽门螺杆菌对胃黏膜上皮的损伤，在大多数情况下医生会建议根除治疗。

总之，感染幽门螺杆菌不用慌，找专业医生来为您排"幽"解难。

23 减肥路上的"拦路虎"——胰岛素抵抗

许多人会说，减肥太难了，为什么那么努力，饿了只吃水果，到头来体重却不降反而上升呢？

肥胖是影响我们健康和美丽的"大魔王"，特别是越来越多的朋友在了解到肥胖的危害之后，就立志要走上减肥之路，但这条道路并不顺畅，而它最大的"拦路虎"，其实是胰岛素抵抗。

"什么是胰岛素抵抗？"

胰岛素是由胰腺内的 β 细胞分泌的一种降糖激素，可以促进糖原、蛋白质、脂肪合成。因此体内胰岛素水平越高，脂肪合成越多，体重上升就越快。而肥胖的患者，由于体脂含量过高，通过负反馈机制下调胰岛素受体基因，使得胰岛素敏感性下降，与其他机制共同作用，造成胰岛素抵抗。

正常情况下，胰岛素与胰岛素受体结合，使血糖进入细胞内，维持血糖的稳定。而胰岛素抵抗一旦发生，胰岛素与胰岛素受体结合就会有障碍，血糖不能进入细胞内，这时候机体为了维持正常血糖，就会刺激胰腺分泌更多的胰岛素，这些过多的胰岛素不仅会导致低血糖发生，增加食欲，还能够促进脂肪合成，进而加重肥胖。这就是为什么肥胖的朋友常常会感到委屈，明明吃的已经很少了，体重却"纹丝不动"。

"如何知道自己是否存在胰岛素抵抗？"

胰岛素抵抗的典型症状主要是餐前低血糖和黑棘皮症。

（1）餐前低血糖

部分胰岛素抵抗患者，在进食碳水化合物较多时，或进食水果、甜食、含糖饮料后，易发生下一餐餐前低血糖，表现为心慌、出汗、饥饿感等症状，进食后症状可缓解。

轻度低血糖患者的表现

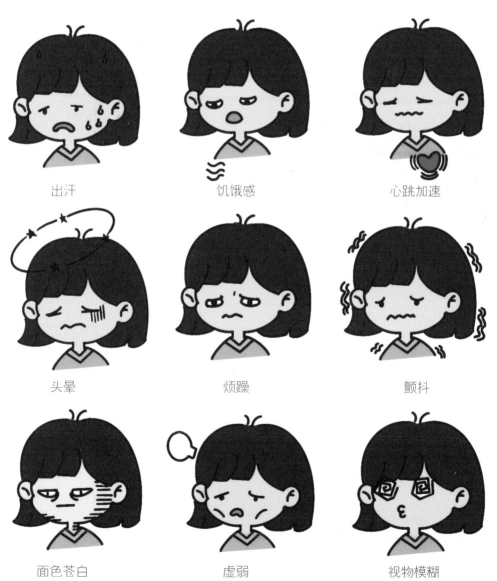

出汗　　　　　　　饥饿感　　　　　　心跳加速

头晕　　　　　　　烦躁　　　　　　　颤抖

面色苍白　　　　　虚弱　　　　　　　视物模糊

（2）黑棘皮症

黑棘皮症是胰岛素抵抗的特征性皮肤损害，表现为颈部、腋下等褶皱部位黑色素沉着和过度角化粗糙。

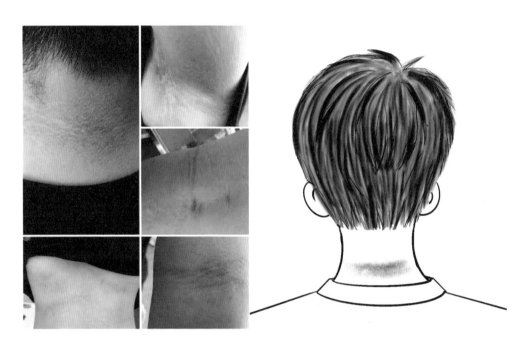

也有很多胰岛素抵抗的患者不会出现临床症状，可通过相关的实验室检查，比如糖耐量试验、胰岛素释放试验、胰岛素抑制试验、高胰岛素正葡萄糖钳夹试验等，来判断是否存在胰岛素抵抗。

如果存在胰岛素抵抗，该如何改善呢？

（1）减少糖的摄入

禁甜食、饮料，限制水果摄入，控制碳水化合物的摄入。

（2）坚持运动

运动可以增加肌肉组织对胰岛素的敏感性。

（3）避免应激因素

规律作息，避免过度劳累、熬夜和情绪不稳定等应激因素。因为应激状态会导致我们体内皮质醇水平升高，而皮质醇可以拮抗胰岛素的作用，使得体内胰岛素水平更高。

（4）改善肠道菌群

肠道目前被认为是我们人体的"第二大脑"，肠道有益菌群的数量和比例增加，能够帮助我们更好地减脂。

（5）药物治疗

肥胖是一种代谢性疾病，建议到正规医院内分泌科就诊，明确肥胖病因，评估有无并发症及药物适应证，在医生指导下，辅以改善胰岛素抵抗控制体重的药物，安全有效减重。切不可私自盲目用药。

只有采取全方位、科学的减重方法，才能够还给我们一个好身材和好身体。

扫码听音频

24 哮喘病如何进行日常防治和管理

哮喘是一种以慢性气道炎症和气道高反应性为特征的异质性疾病，也是一种复杂的具有多基因遗传倾向的疾病，发病具有家族聚集现象，亲缘关系越近，患病率越高。有研究发现，如果父母单方有哮喘，遗传给孩子的概率是 30% ~ 40%；如果父母双方都有哮喘，遗传概率就达到了 70% ~ 80%。

支气管哮喘与过敏因素有关，很多哮喘患者从小开始发病，通常是过敏体质，曾有过食物、药物或者其他物质过敏史。

支气管哮喘通常无法根治，会反复发作，发作越频繁对肺功能影响越大。

所以，普及哮喘防治知识，推广规范化管理很重要。

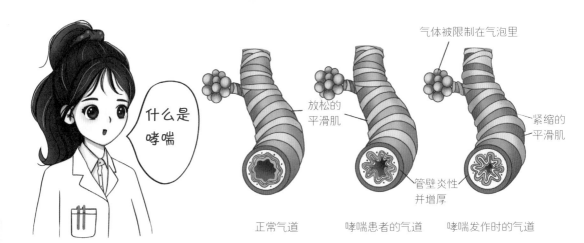

什么是哮喘

气体被限制在气泡里

放松的平滑肌

紧缩的平滑肌

管壁炎性并增厚

正常气道　　　哮喘患者的气道　　　哮喘发作时的气道

哮喘患者日常防治和管理需要注意哪些方面呢？

" 远离过敏原 "

- 春天气温回升，春暖花开，各种花粉恰恰是支气管哮喘发作的主要诱发因素，一般推荐哮喘患者尽量避免直接接触这些过敏原，或者佩戴口罩，也可以在一定程度上减少接触。
- 不抽烟，并且远离二手烟。
- 动物皮毛也是过敏原之一，家里尽量不要养宠物。
- 不要去污染重的环境中。

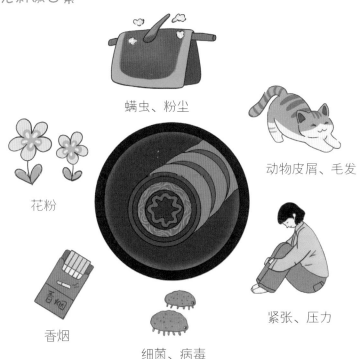

常见刺激因素

螨虫、粉尘

动物皮屑、毛发

花粉

香烟

紧张、压力

细菌、病毒

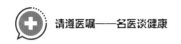
哮喘需要规范化治疗

（1）吸入药物

哮喘是慢性气道炎症性疾病，需要规范治疗。即使在没有症状的情况，气道的炎症也是持续存在的，需长期规律使用吸入药物。

哮喘治疗的吸入药物有控制类药物和缓解类药物。

- 控制类药物：需要每天使用、长时间维持使用，进行长期规范化的治疗。通过抗炎作用使哮喘患者维持临床控制状态。长期使用的吸入药物有布地奈德福莫特罗吸入粉雾剂、沙美特罗替卡松干粉吸入剂等，应遵医嘱规律用药，不可自行减量甚至停药。
- 缓解类药物：又称急救药物，可迅速解除支气管痉挛，从而缓解症状。包括万托林气雾剂、布地奈德福莫特罗。

同时家中应做好药物储备，常备 3 ~ 6 个月的哮喘用药，出门随身携带药物。

（2）口服药物

哮喘的治疗还包括口服药物治疗。比如口服孟鲁司特钠或者氯雷他定等，可减轻哮喘症状、改善肺功能，口服孟鲁司特钠还可减少部分中至重度哮喘患者每天吸入激素的剂量。

血清 IgE 水平增高的哮喘患者可考虑使用 IgE 单克隆抗体（奥马珠单抗），在医院哮喘专科可门诊注射。

严重哮喘发作时，需要及时到医院治疗，待症状完全控制、进入稳定期后，长期规律地使用吸入性药物，如吸入性糖皮质激素，或联合长效 β_2 受体激动剂。

克服治疗上的误区

部分哮喘患者对疾病认知欠缺，认为哮喘症状缓解后就无须再用药；部分哮喘患者对激素存在恐惧，担心不良反应。

请牢记：吸入性糖皮质激素是治疗支气管哮喘最有效的药物。哮喘治疗需要遵照医嘱，随意停药可能导致哮喘控制不佳。

正确使用吸入装置

吸入装置种类繁多，使用不当会因药物不能到达气道、不能起到充分抗炎作用，从而导致哮喘控制不佳，并增加哮喘急性发作风险。因此，吸入装置正确使用的培训，对患者非常重要。

为避免患者使用混淆，最好不要同时使用多种不同的吸入装置，尽量选择 2 种或 2 种以上在同一吸入装置的吸入性药物。下图是压力定量气雾剂（pMDI）的使用方法。

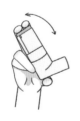
开盖摇匀

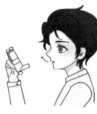
尽量呼气

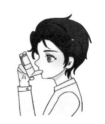
将喷嘴放入口腔

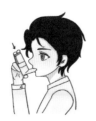
按下并深呼吸

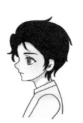
闭气 10 秒钟

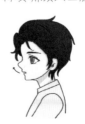
慢慢呼气

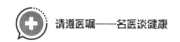
增强免疫力

哮喘患者增强免疫力，可以有效抵抗哮喘发作。

提高免疫力最好的方法是锻炼，适当运动可以增强体质。最适合哮喘患者的运动是有氧运动，如游泳、慢跑等。

运动的同时需要加强营养，可多吃蛋白类食物，如鱼、虾、乳制品等。

做好自我监测和评估

患者需要加强自我监测和评估，自我监测有助于患者进行哮喘控制的评估，及早识别急性发作风险，采取干预措施。哮喘控制测试问卷（ACT问卷）和峰流速监测可以让患者了解自己的哮喘控制情况。

哮喘患者应坚持每日按量用药，并随身携带缓解药物，做好药物储备，注重规避哮喘诱发因素，做好哮喘的自我监测与评估，如此才能降低疾病发作的风险。

扫码听音频

25 嗓子哑了，小事还是要命？一个信号告诉你

病例

嗓子哑了，咋办？

没事，休息休息就好了！

不要紧，吃点润喉片吧！

……

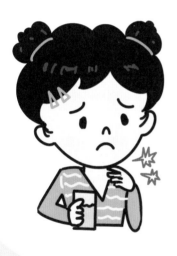

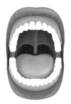

嗓子哑了，
原因有哪些？

先天性因素
炎症
外伤
滥用嗓子
肿瘤
……

　　人们或许没有想到，嗓子哑这一看似寻常的症状，却可能是喉癌的征兆！

　　对待这一问题，有人及时避免了厄运，有人却错过了时机……

　　在我们门诊接诊的喉癌患者中，绝大多数都有声音嘶哑症状，许多人一开始不重视，直到无法忍受了才不得已到医院就诊，而此时有的病情已经相当严重了。

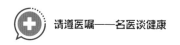

如何才能警惕、及时准确识别声音嘶哑背后所隐藏的真相

造成声音嘶哑的原因有很多。

（1）先天性因素

有些属于声带先天性发育不良、发育畸形导致，往往不会恶变，只会影响正常发音。

（2）炎症

如急性喉炎、慢性喉炎、反流性咽喉炎等。治疗时一般采用病因治疗及药物治疗、雾化吸入治疗等。

（3）外伤

包括喉异物、喉外伤、手术插管等情况，由于声带、环杓关节损伤或瘢痕而导致声音嘶哑。

（4）滥用嗓子

如大声喊叫、持续过度用嗓等，常见于教师、歌手等人群，往往会导致声带息肉、声带小结，一般采用休声（休息、控制讲话）和药物治疗。

（5）肿瘤

无论肿瘤大小，都可能直接导致声音嘶哑。常见的良性肿瘤主要包括病毒感染引起的乳头状瘤等，恶性肿瘤即常说的喉癌。因此，遵循医嘱进行喉镜检查十分必要。

（6）其他

诸如神经受损（因炎症、外伤、肿瘤等因素）导致的声带麻痹等也会造成声音嘶哑症状。

一般来说，如果出现持续的声音嘶哑，一定不能等闲视之，建议及时前往正规医疗机构就诊。一旦声音嘶哑症状持续 10 天或半月以上，建议到医院行喉镜检查，必要时行活检术。

如何预防和早期发现喉癌？

喉癌是头颈部肿瘤中常见的恶性肿瘤，严重影响人类健康，根据流行病学研究，可从以下几个方面预防。

（1）改善生活习惯

长期抽烟、酗酒与喉癌的关系十分密切，特别是烟酒的协同作用对健康的损害更是不容小觑。为了健康，从我做起，请戒烟并远离二手烟，不要酗酒。

（2）积极治疗可能引起喉癌的疾病

比如慢性喉炎、声带白斑、喉乳头状瘤等。

（3）避免空气污染等环境因素的影响

生产性粉尘或废气、化学烟雾等可能导致喉癌，要采取防护措施，远离空气污染的环境。

（4）防治病毒感染

成年型乳头状瘤是人乳头状瘤病毒（HPV）引起的病毒源性肿瘤，是喉癌的癌前病变，高危型人乳头状瘤病毒（HPV-16/18）与喉癌的发生关系密切。要养成良好卫生习惯，防治病毒感染。

（5）定期检查

早发现、早治疗，对喉癌的预后非常重要。当出现声音嘶哑，经休息、含服药物或抗生素治疗无效时，特别是长期抽烟喝酒的人群，应高度警惕，及时就诊。

扫码听音频

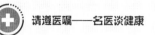
26 三叉神经痛，"天下第一痛"

"什么是三叉神经痛?"

　　三叉神经痛是指在三叉神经分布区域内出现短暂的、阵发性的、反复发作的电击样剧烈疼痛。疼痛常由说话、咀嚼、刷牙、洗脸、刮胡子等触及面部的某一区域或面部的随意运动而诱发，历时数秒至数分钟，呈周期性发作。因其疼痛异常剧烈，严重影响患者生活质量，所以被称为"天下第一痛"。

　　三叉神经痛年发病率为（12 ～ 29）/10 万，发生率随年龄增长而增高。发病通常在 40 岁之后，高峰期在 50 ～ 60 岁，儿童发病十分罕见。

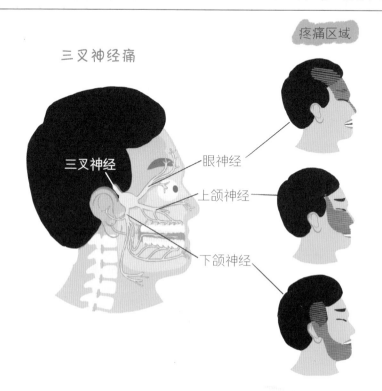

三叉神经痛

疼痛区域

三叉神经

眼神经

上颌神经

下颌神经

为什么会出现三叉神经痛？

目前研究显示，大部分的经典三叉神经痛是三叉神经根部受到血管压迫引起其形态改变所致的，微血管压迫是其主要的病因；继发性三叉神经痛多有明确的病因，如颅底或桥小脑角的肿瘤、其他病变侵犯三叉神经而引起疼痛；还有部分患者病因未明，称为特发性三叉神经痛。

三叉神经痛如何诊断？

三叉神经痛的诊断主要依赖于临床医生通过患者对疼痛性质的详细描述（包括疼痛的频率、持续时间、加重因素、是否存在触发因素及伴发症状等）和头颅影像学辅助检查。

三叉神经痛患者常被误诊为牙源性疼痛而拔了牙，非但不能解决疼痛，还会给患者带来不可逆的损失。

如果将颅内肿瘤或炎性病变引起的头面痛误诊为三叉神经痛而行相应手术治疗，不仅无法缓解患者疼痛，还会造成三叉神经损伤，延误原发病治疗时机，而给患者带来更大痛苦。

一旦明确诊断，三叉神经痛的治疗效果还是非常不错的。

三叉神经痛如何治疗？

（1）口服药物治疗

对于首发病例、病史短、症状轻的患者可首先考虑药物治疗，如卡马西平、奥卡西平、加巴喷丁等药物，但需要注意口服药物的不良反应，如胃肠道刺激、过敏反应、头晕、嗜睡、肝功能损伤和骨髓抑制等。

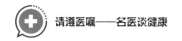

（2）手术治疗

口服药物效果不佳或无法耐受药物副作用的患者可考虑手术治疗，包括开颅手术和微创介入手术，其中微创介入手术包括三叉神经射频热凝毁损术和三叉神经微球囊压迫术。

三叉神经射频热凝毁损术	• 通过选择性地破坏三叉神经节内传导痛觉的纤维而达到治疗效果 • 相关文献显示，该治疗方法早期疼痛缓解率达 80% ~ 90%，复发率为 15% ~ 30%。在影像引导下精准穿刺到位，可以大大提高有效率、降低复发率，尤其适合三叉神经第三支疼痛患者 • 常见的并发症有感觉减退、角膜炎、脑神经损伤、咀嚼肌功能障碍等
三叉神经微球囊压迫术	• 在 X 线透视下，将一个微球囊导入三叉神经所在的梅克尔（Meckel）腔内，然后缓慢注入造影剂充盈球囊，通过扩张的微球囊压迫破坏三叉神经痛觉传导 • 该方法术后疼痛缓解率达 90% 以上，术后 5 年的有效率为 80%，10 年有效率为 70% • 由于三叉神经微球囊压迫术较三叉神经射频热凝毁损术有效率更高，术后复发率更低，对三叉神经多支病变更有效，眼部严重并发症的风险更低，因此微球囊压迫术在临床中逐渐替代射频热凝毁损术

三叉神经痛虽然发病率不高，但一旦发生就会对患者的生活产生巨大影响。明确诊断、尽早治疗、快速解除疼痛、提高患者生活质量，是三叉神经痛的治疗目标。

扫码听音频

27 小结石，大麻烦

胆结石的历史悠久，在埃及的木乃伊中便发现过胆囊结石，我国的马王堆汉墓中的女尸中也曾发现过胆结石。公元前 4 世纪之前，便已有关于胆结石的相关描述记载。随着人们生活水平提高，胆结石的发生率和发现率也逐渐升高，成为危害人体健康的重大隐患。

什么是胆结石？

胆结石，也就是我们平时所说的胆石症，通常是指胆囊或者肝内外胆管的任何部位发生结石的一种疾病，是一种常见病、多发病。在我国，胆结石的患病率为 0.9% ~ 10.1%，平均 5.6%；女性多于男性。

"石头"长啥样？

胆结石有 3 种：胆固醇性结石、胆色素性结石、混合性结石。

人体中的胆结石也是多种多样的，其形状、大小、数量因人而异。

什么原因导致胆结石？

胆结石是多因素共同作用下发生的。胆固醇性结石由胆汁成分异常引起，长时间禁食或长期不吃早餐会使胆囊经常处于充盈状态，而增加胆固醇性结石发生的机会。另外，肥胖，高热量、高脂肪、不规律饮食，快速减肥，缺乏体育锻炼，肝硬化，遗传因素等，也会导致胆结石。

胆固醇性胆结石的形成过程

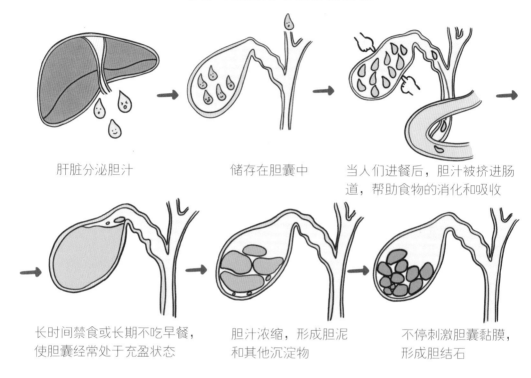

肝脏分泌胆汁

储存在胆囊中

当人们进餐后，胆汁被挤进肠道，帮助食物的消化和吸收

长时间禁食或长期不吃早餐，使胆囊经常处于充盈状态

胆汁浓缩，形成胆泥和其他沉淀物

不停刺激胆囊黏膜，形成胆结石

胆结石的症状与体征

（1）胆绞痛

疼痛位于上腹部或右上腹部，可向肩胛部或背部放射，多伴恶心、呕吐。

（2）胃肠道症状

进食油腻食物、紧张、疲劳时，感觉右上腹部隐痛，或有饱胀不适、嗳气等，常被误诊为胃病。

（3）查科（Charcot）三联征

当结石阻塞胆道并继发感染时，出现腹痛、寒战高热、黄疸，称为查科三联征。

胆结石需要治疗吗？

部分胆结石可长期无症状或终身无症状，需定期随访。

症状反复发作、结石超过 2cm、胆囊萎缩、充满型和淤泥状结石需要考虑手术切除。目前临床上没有特效的溶石药物，胆总管结石治疗方法是 ERCP（经内镜逆行胆胰管成像）取石（内镜下微创取石），如结石太大，无法通过内镜微创取石，也可行腹腔镜或开腹胆总管探查取石术。

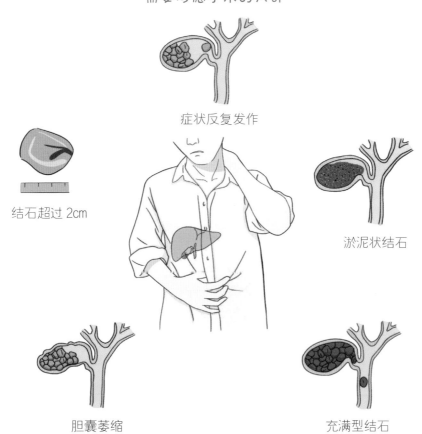

需要考虑手术的人群

症状反复发作

结石超过 2cm

淤泥状结石

胆囊萎缩

充满型结石

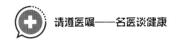

胆结石可以预防吗?

通俗来讲,胆结石本质是营养过剩,因而胆结石应以预防为主,特别是要养成健康饮食习惯。

- 保证饮食规律,按时吃早餐,避免浓缩的胆汁在胆囊淤积。
- 限制总热量的摄入,少进食高油高脂食物,以免胆固醇摄入过多形成结石。
- 减肥者不要太快速瘦身,否则可能使胆汁成分比例失调,胆固醇更易沉淀成结石。

小小结石会给人们带来大大的困扰。长期慢性胆结石刺激胆囊壁,是胆囊癌的重要致病因素,所以一旦发现胆囊结石,要给予足够的重视、及时就医。日常生活中,要注重预防,保持良好的生活及饮食习惯,尽可能降低结石风险。

扫码听音频

28 小瘤子，大危害

为什么我最近皮肤越来越黑还粗糙，口唇变厚、鼻子变大，手指也增粗了。我怎么越来越丑了？

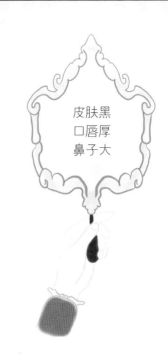

皮肤黑
口唇厚
鼻子大

当出现这种情况的时候，要警惕"生长激素腺瘤"，需要到医院做详细检查。

"什么是生长激素腺瘤？"

生长激素腺瘤是一种垂体内分泌肿瘤，位于颅底中央，视神经下方，肿瘤向上生长压迫视神经可引起视力下降甚至失明。肿瘤发生在儿童，会出现"巨人症"；发生在成人，则表现为"肢端肥大症"。严重威胁患者生命健康。

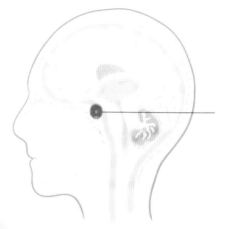

生长激素腺瘤

99

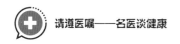

生长激素腺瘤有什么危害？

生长激素腺瘤过度分泌生长激素，会导致体型和内脏器官异常肥大，并伴有生理功能异常，如难控性高血压、糖尿病、肥厚性心脏病等。其中心血管疾病是最常见的并发症，也是引起患者死亡的常见原因之一。

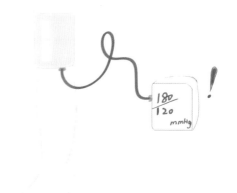

生长激素腺瘤有什么症状？

儿童主要表现为巨人症；成年人主要表现为容貌改变，四肢粗大。

生长激素腺瘤起病比较隐蔽，常常不容易发现。随着肿瘤体积增大，会引起头痛、视物不清等肿瘤压迫症状；随着生长激素过度分泌，会引起糖尿病、难控性高血压、心脏病、心肌肥厚、打鼾、呼吸睡眠暂停、女性闭经、男性性功能减退，增加结肠息肉、结肠癌的发病风险。

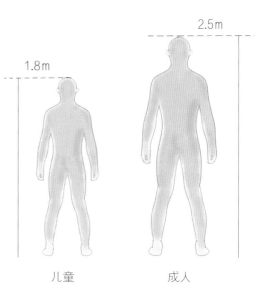

儿童　　　　成人

哪些人群需要做筛查？如何检查确诊？

新发糖尿病、多发关节疼痛、新发或难以控制的高血压、心室肥大、心脏收缩或舒张功能障碍、乏力、头痛、睡眠呼吸暂停综合征、腕管综合征、多汗、视力下降、多发结肠息肉和进展性下颌突出。以上症状出现 2 个或以上，需要进行筛查。

结合临床表现，通过实验室抽血检查生长激素、胰岛素样生长因子 1 及垂体磁共振检查可以确诊。

生长激素腺瘤该如何治疗？

生长激素腺瘤是良性肿瘤，部分患者可以治愈。

主要治疗方式是外科手术。不需要开颅，使用内镜技术经过鼻腔进行微创手术，创伤小、术后恢复快。

早期肿瘤体积较小，可以通过外科微创手术达到临床治愈。若疾病迁延，累及广泛，治疗起来困难重重。因此，建议要做到早发现、早诊断、早治疗。

扫码听音频

29 体检发现甲状腺结节，到底要紧不要紧

随着人们健康意识的提升，年度体检越来越普及，体检报告中可经常看到甲状腺结节等描述。那么，是不是所有的甲状腺结节都需要处理呢?

什么是甲状腺结节?

甲状腺结节可以简单理解为甲状腺内的肿瘤，有良性也有恶性。

甲状腺结节发生率比较高，20% ~ 76% 的人都有甲状腺结节。但是并不是所有的甲状腺结节都需要处理。

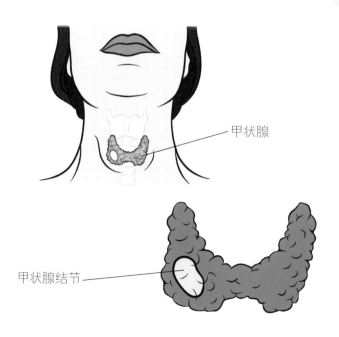

甲状腺

甲状腺结节

一般来说，甲状腺恶性结节需要处理，良性结节中比较大的才需要处理，而比较小的甲状腺良性结节是不需要特殊处理的。

甲状腺结节绝大多数都是不需要处理的很小的良性结节。

甲状腺结节的首选检查是高频超声。

甲状腺常规检查

甲状腺功能

穿刺

B 超

" 如何判断结节是良性还是恶性？ "

通过超声我们可以初步判断甲状腺结节的良恶性。一份好的超声报告，会详细描述甲状腺结节的位置、大小、回声、边界、形状、纵横比、钙化等指标，还会对邻近的淋巴结做出描述。

通过 TI-RADS 分级系统，我们把甲状腺结节分成 1 ~ 6 级，等级越高，恶性的可能性越大。

一般认为，4a 等级是个"坎"，4a 结节的恶性可能性在 10% 左右，临床上需要引起重视。

大夫，我的结节是良性还是恶性？

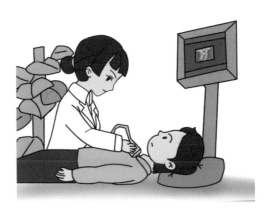

4a 结节就是甲状腺癌吗？

甲状腺恶性结节就是甲状腺癌，不过 4a 结节只能说恶性可疑。对于这种恶性可疑的结节，一般建议做更深入的检查，也就是穿刺活检。穿刺活检可以进一步判断结节的良恶性，结合超声检查可以帮助临床医生做出更准确的诊断。

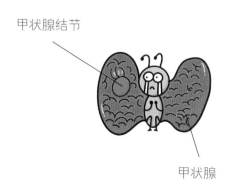

甲状腺结节

甲状腺

甲状腺恶性结节如何治疗？

如果经过穿刺证实甲状腺结节是恶性的，那么就需要手术治疗了。手术之后口服左甲状腺素片进行内分泌抑制治疗，还有一小部分危险度比较高的患者需要加做放射性碘治疗。

甲状腺癌的治疗效果如何？

甲状腺癌虽然也属于癌症，但甲状腺癌的治疗效果比其他大多数癌症要好很多。甲状腺癌常见的 4 种病理类型分别是乳头状癌、滤泡癌、髓样癌、未分化癌。其中乳头状癌和滤泡癌合称分化型甲状腺癌，占甲状腺癌的绝大多数。分化型甲状腺癌的恶性程度相对低一些，预后也非常好，在规范治疗后很多患者可以实现长期生存。

平时做好年度体检，早发现、早诊断、早治疗，早期甲状腺癌的治疗效果是非常好的。

" 甲状腺癌如何预防？ "

　　甲状腺癌的发病原因比较复杂，可能与电离辐射、碘摄入异常、癌基因突变等因素有关，也有一定的遗传因素。平时保持良好的生活习惯，规律作息，均衡营养，尽量避免劳累和不良情绪，戒烟戒酒，都有助于癌症的预防。

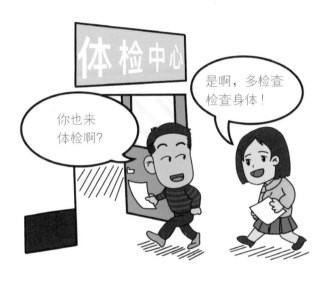

　　甲状腺癌现在确实有年轻化的趋势，但是甲状腺癌的预后往往都很好，生存期非常长。所以，就算得了甲状腺癌，也不必过于紧张，到正规医院接受规范的治疗，治疗后还可以继续您的精彩人生。

扫码听音频

30 癫痫不是绝症，科学治疗重获新生

"什么是癫痫？"

癫痫，俗称"羊癫风"，是神经系统最常见的疾病之一。

癫痫发作是大脑神经元过度同步化放电导致的各种症状发作，具有发作性、短暂性、重复性、刻板性的特点。

最常见也是最容易识别的症状是肢体的抽搐。

当然，临床上也常会遇到不容易识别的癫痫发作，如肚子疼、呕吐、幻觉、控制不住的笑或者哭、脑子里面出现奇怪的画面、思维不受控制等，这些发作容易被误诊、漏诊！

"癫痫疾病对患者有什么危害？"

癫痫发作对患者影响巨大。

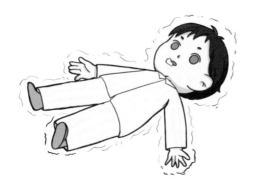

① 癫痫发作不定时，频繁地发作，严重影响患者生活、工作，它就像附于人体的"恶魔"，随时把患者带入尴尬甚至危险的境地。

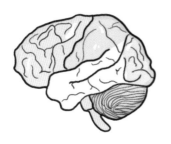

② 癫痫是一种大脑疾病，频繁发作，会影响大脑的功能，造成记忆力下降、反应迟钝、抑郁、焦虑等。因此，癫痫患者社会适应能力及职业成就等明显低于正常人。

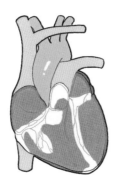

③ 癫痫患者发作时可能会出现心律失常，甚至心跳骤停，是癫痫患者猝死的重要原因之一。再加上癫痫患者睡眠质量差、精神压力大，癫痫患者猝死率远高于正常人。

"网上有人说的"祖传秘方包治愈"是真的吗？"

癫痫病因、发病机制复杂，发作形式多样。因此，在治疗之前必须查明病因，精准施策。

那些宣称"祖传秘方""埋线"等能治疗癫痫的个人和机构，贻误了不少患者的病情。

确诊癫痫疾病后，要到医院接受正规治疗。

（1）药物治疗

正规的治疗，药物是基础，大约2/3的患者通过正规服药，可以有效控制癫痫发作。

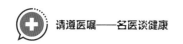
（2）治愈性手术

药物治疗效果不佳的患者，也就是"药物难治性癫痫"患者，可以考虑手术治疗。经过视频脑电监测、磁共振、PET（正电子发射体层成像）、神经心理评估等检查，有一半左右的患者可以找到癫痫灶，也就是引起癫痫发作的脑区，通过外科手术切除，达到终止癫痫发作的目的，这也就是临床上说的"治愈性手术"。

在多学科团队协作治疗的情况下，"治愈性手术"术后不发作的患者高达 70% 左右，还有一部分患者术后癫痫发作次数大幅度减少。因此，大多数手术患者都可以获益。

（3）姑息性手术

找不到癫痫灶，或者癫痫灶和重要脑功能区重合的患者，不能做治愈性手术，可以采用胼胝体切开、迷走神经刺激、脑深部电刺激等，这些手术完全终止癫痫发作的可能性虽然不高，但可以有效地减少发作的次数，这就是临床上说的"姑息性手术"。

癫痫患者病情发作时，你知道该怎么做吗？

癫痫患者及家属在生活中需要注意一些问题。

● 癫痫发作时需要正确处理。癫痫发作一般是一过性的，数秒至 5 分钟内即可缓解，我们只需保证患者周围环境安全，无须做特殊处理，"掐人中""撬牙关"这些都是错误的做法。如果发作超过 5 分钟，提示有可能形成"癫痫持续状态"，这种情况下需要紧急就医。

- 在饮食上，不要食用有大脑兴奋作用的食物和饮料，比如酒、咖啡、功能性饮料、浓茶等。生活上，作息规律，避免熬夜、过度疲劳，尤其是不能长时间看电子产品。
- 癫痫患者要避免服用带"西林""沙星"字样的抗生素，因为这些药物可能会诱发癫痫发作。
- 最重要的是，要在医生指导下，规律服用抗癫痫药物。自行选择药物、换用药物、停用药物，都可能造成癫痫发作频率增加，甚至形成"癫痫持续状态"，危及生命。

　　癫痫不是绝症，找准病因，因病施治，可以取得很好的疗效。重返社会和工作岗位，绝不是奢望。癫痫患者要树立信心，积极配合医生治疗，为自己争取一个美好的明天！

扫码听音频

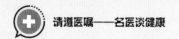

参考文献

扫码看参考文献